LAS ENFERMEDADES Y LA SALUD ENTRAN POR LA BOCA

LAS ENFERMEDADES Y LA SALUD ENTRAN POR LA BOCA

FÉLIX J. RUIZ

Químico
Representante Mercadeo Territorial de Farmacéutica
www.enfermedades ysaludentranporboca.com

Número de Control de la Biblioteca del Congreso de EE. UU.:   2013901987
ISBN: Tapa Dura   978-1-4633-4627-0
                   Tapa Blanda   978-1-4633-4626-3
                   Libro Electrónico   978-1-4633-4625-6

Para realizar pedidos de este libro, contacte con:
Palibrio LLC
1663 Liberty Drive
Suite 200
Bloomington, IN 47403
Gratis desde EE. UU. al 877.407.5847
Gratis desde México al 01.800.288.2243
Gratis desde España al 900.866.949
Desde otro país al +1.812.671.9757
Fax: 01.812.355.1576
ventas@palibrio.com
433195

Índice

Introducción

Estuve 40 años en la Industria Farmacéutica y Médica, tuve la oportunidad de conocer bien el mecanismo del mercadeo de la industria farmacéutica y de la práctica médica. Tuve la perdida de mi madre en marzo del 2008 (9 meses antes de mi retiro) que tenía cáncer pero no murió por el cáncer y si por una septicemia (infección de bacteria complicada) debido a una reducción de su sistema inmunológico causado por los efectos secundarios de la quimioterapia. Situación que le ha pasado a muchas personas también. Me embarqué en el esfuerzo de investigación a tiempo completo desde 2008. Yo estaba decidido a averiguar qué está causando las enfermedades fuera del ambiente farmacológico en que yo estaba envuelto. y también para encontrar una mejor manera de manejar las enfermedades.

Utilice el medio de la Internet, simplemente expongo información que he capturado, donde usted consigue cualquier información, y encontré mucha información que me explicaron el porqué de las enfermedades, lo que si es que estas informaciones no estaba en un solo lugar y si en varios cientos de lugares en el Internet. Como era un trabajo muy arduo y me tomaría mucho tiempo recoger toda la data, ya que aún estaba trabajando para la compañía farmacéutica tuve que dejar la búsqueda ya que mi trabajo requería de mi mucho tiempo incluyendo los fines de semana.

Nueve meses después para noviembre del 2008, me retire de la compañía farmacéutica, y fue cuando empecé de nuevo a recoger toda la información y logre conseguir toda la información que me explicaba el porqué de las enfermedades. Esta data me causo una impresión muy grande tanto negativa como positiva, negativa porque si yo hubiese tenido esta información, yo tuviera a mi mama conmigo aún, positiva porque esta información puede cambiar la vida de muchas personas.

Luego de 3½ años recogiendo la data y estudiándola, he decido escribir este libro, porque cualquier persona que quiera esta información va a tener que pasar lo mismo que yo, y fue tedioso estar buscando en cientos de data en el Internet, así que todos los interesados en el tema van a conseguir la información en este libro, incluyendo toda esta información recogida y mi experiencia de 40 años en la industria.

Hay un proverbio Chino que dice:

"Cuando alguien comparte algo de valor con usted y tú te beneficia de eso, usted tiene la obligación moral de compartirlo con otros"

Las grandes corporaciones son las que controlan al pueblo y el pueblo está sujeto a sus caprichosos negocios, son estas corporaciones las que manejan al pueblo y políticos, sus mensajes de mercadeo duermen al pueblo, llevando al pueblo a una crisis de salud.

El ser humano es un instrumento de negocio. El desconocimiento a la falta de educación en temas relacionados a su salud o su bienestar lo hace vulnerable a ser convencido o persuadido por el juego de mercadeo de las grandes industrias.

Cuando desconoce un tema, no puedes cuestionar o debatir, lo único que no te lleva a caer en esta trampa es el "Poder Del Conocimiento", un poder donde puedes refutar o persuadir en cualquier tema, un poder que te permite decidir qué es lo mas que te conviene para tu persona sea este social, político y de salud..

La única razón porque puedo escribir esta información que está leyendo en este momento es porque no vendo alimentos o suplementos y mi escritura es una libre expresión y no está regulada por la FDA. Si estuviera vendiendo suplementos y escribir las mismas palabras que estás leyendo en este momento, sería arrestado, acusado de delitos federales, y ponerme fuera del negocio por las autoridades estatales y federales. Esa es la realidad del entorno opresivo médico bajo el cual vivimos hoy día.

Y tenga en cuenta, que el contenido de este libro puede ser objeto de polémica por la comunidad médica en general.

El propósito u objetivo de este escrito, no es ofender la inteligencia del lector porque creo firmemente que el conocimiento da poder.

"Un error no se convierte en verdad por el hecho de que todo el mundo crea en el, pero el uso continuo de este error como si fuera verdad esta se convierte en verdad. Tampoco una verdad puede transformarse en error cuando nadie se adhiere a ella." Mahatma Gandhi.

Al final del libro se detallan los "link" (enlace) que se tuvieron en cuenta para la elaboración de este libro, de las cuales recomiendo para su lectura completa.

El manejo de la opinión pública

Hay un decir en nuestra sociedad "Que el tiempo borra las heridas", Temas que una vez fueron motivo de discusión el tiempo las borró de nuestra mente. Aun en temas recientes como por ejemplo "El temblor de Haití donde los medios de comunicación le dieron una cubierta mundial por un tiempo y hoy en día se han olvidado de la catástrofe" y otros ejemplo de muchos más años atrás tanto en la medicina como en la industria de comestibles se han olvidado y estas industrias no lo traen a la luz pública hoy día porque no les conviene y han dejado que el tiempo la borre de la mente del público.

Por otro lado traen otros temas que en cierta forma están relacionados con el pasado pero con un mensaje e ideas diferentes favorables a sus intereses y esto lo logran a través de la utilización masiva de todos los medios de comunicación y aunque estén incorrectos la gente va a creer que es verdad.

Somos los seres más condicionados y programados que el mundo ha conocido jamás. Si todo el mundo cree algo, probablemente sea falso. Esto se le conoce como el Saber Popular. En los Estados Unidos, el Saber popular que tiene aceptación masiva es por lo general inventado y es que alguien pagó por él.

Por ejemplo:

-   Los medicamentos te permiten recuperar la salud.

- La cura del cáncer esta cerca.
- Los Estado Unidos tienen el mejor sistema de salud del mundo.
- La leche es buena fuente de calcio.
- El objetivo de la industria de la salud es la salud.
- Los pediatras son los especialistas médicos más altamente capacitados.
- El dolor crónico es una consecuencia natural de envejecer.
- La soja es la fuente más sana de proteínas.

La lista es interminable, son ilusiones que ha costado miles de millones de dólares conjugar.

Esto empezó con Edward L Bernay que dominó la industria de las relaciones públicas hasta las décadas del 40 pero que hoy día se sigue utilizando. Estableció la relación entre la industria tabacalera y la Asociación Médica, una relación que dura por 50 años. Les demostraron a todos que los cigarrillos eran beneficiosos para la salud. En revista como Look, Life, y Time se pusieron anuncios en la que médicos recomendaban marcas de cigarrillos como saludable para la salud.

Edward Bernays y sus colegas desarrollaron los principios a través de las cuales se podía influir y convencer toda persona mediante el mensaje que se repite una y otra vez ciento de veces por semanas.

Por ejemplo, la industria farmacéutica usa el mismo principio, el representante medico, en su promoción de algún producto, le repite lo mismo del producto cada vez que lo visita, con la idea de cambiarle el patrón o hábitos de recetar un producto.

Bernays describió, "el publico es como un rebaño que necesitaba ser guiado, esta mentalidad del rebaño hace que la gente sea susceptible a presiones, temor y al liderazgo. La idea es controlar a las masas sin que lo sepan y esto sucede cuando las personas no saben que están siendo manipulados."

Uno de los principios de Bernays, es que la manera más efectiva de crear credibilidad para un producto o imagen era mediante el apoyo de un" tercero independiente".

Se creó un sin número de institutos y fundaciones que financiaban silenciosamente las industrias cuyos productos están mercadiandose, estas agencias independientes de investigación elaborarían estudios científicos y material de prensa para crear cualquier imagen que los jefes quisieran. Tales agencias tiene nombres como:

- Consejo Internacional de información Alimentaria.
- Alerta al Consumidor.
- Federación de Salud Industrial.
- Consejo Norteamericano de Ciencia y Salud.
- Alianza para Alimentos Mejores.
- Prensa Asociada (AP

Estas organizaciones logran su cometido en parte con una interminable cantidad de "Comunicado de Prensa" Muchas de estos anuncio, que se le llama informes enlatados se leen como noticias, esto le ahorra a los periodista tanto en la radio, periódicos y televisión dar explicaciones más detalladas y se trata de temas que saben muy poco. Y al menos que usted no haga una investigación profunda, no hay forma de saber cual es cual.

Un ejemplo reciente ocurrió en noviembre del 2011, donde se dio un comunicado de prensa en todos los medios, periódicos, radió y televisión donde decían que las vitaminas causaban muertes en los ancianos y que la vitamina E y el Selenio causaban cáncer de la próstata, solo se dio el comunicado de prensa sin dar detalles de cada estudio, lógicamente esto es para persuadir al publico que tomar estas vitaminas no es saludable para la gente.

Pero hay que preguntarse quién hizo los estudios y cuáles son los detalles, bueno los estudios lo hicieron médicos y seleccionaron en el caso de los ancianos, estudios a su conveniencia lo que se llama **meta-análisis** y tanto este estudio como los de las próstata utilizaron vitaminas sintéticas no naturales porque existe estudios con productos naturales que dicen lo contrario, esto es un movimiento por parte de los grandes intereses como las farmacéuticas para desacreditar las vitaminas.

Hay un refrán popular que dice: "Con el pasar del tiempo las cosas se olvidan." Y las compañías y corporaciones saben de este decir, noticias del pasado que hoy en día les afectarían sus intereses, no vuelven a repetir la noticia o hablar de ello, porque saben que el tiempo borra estas de la mente del público.

Una investigación muestra el por ciento de retención en la memoria de una noticia durante 30 días:

- al segundo día pierde el 80 % de lo que vio y escucho
- al séptimo día pierde el 90% de lo que vio y escucho
- a los 30 días pierde el 98 % de lo que vio y escucho

Esto es en base a un máximo de 30 días, ahora si lo comparamos con noticias que fueron dadas hace 10 a 15 años atrás, pues el olvido de esta es total y de esto es en lo que se basa las industrias, si el pueblo no se recuerda van a seguir llevando el mensaje como si fuera nuevo y beneficiosos para el público, aunque la verdad es que si le afecta a su salud.

Otro mecanismo es la utilización de la Primera Enmienda para dar noticias incompletas y farsas con algún propósito especial para beneficios de los grandes intereses, un ejemplo de estos ocurrió en la Florida.

Los abogados de la Fox, propiedad del barón de los medios Rupert Murdoch, argumentó con éxito la Primera Enmienda que da a las emisoras el derecho de mentir o tergiversar deliberadamente las noticias en la radio.

Por Mike Gaddy. Publicado el 28 de febrero 2003

El 14 de febrero, un tribunal de apelaciones de Florida dictaminó que no hay absolutamente nada ilegal mentir, ocultar o distorsionar la información por una organización de prensa importante.

El 18 de agosto de 2000, un jurado de seis personas fue unánime en su conclusión de que Mr. Akre fue despedido en realidad por amenazar con reportar la presión de la estación para transmitir lo que los miembros del jurado decidió que era "una falsa, distorsionada o sesgada" historia sobre el uso generalizado de crecimiento hormona en las vacas lecheras.

Capítulo 1

Enfermedades

Las enfermedades es el resultado de una inflamación en el cuerpo que está relacionada a reacciones químicas y que da origen a diferentes enfermedades como:

- Enfermedades Cardiovasculares
- Alzheimer
- Diabetes II
- Enfermedades Autoinmune
- Enfermedades Neurológicas
- Enfermedad Pulmonar

Debe entender que la inflamación silenciosa no es una enfermedad, sin embargo, su presencia indica que hay potencial inflamatorio aumentado a nivel celular, es una área gris, dónde no estas "bien" pero tampoco eres diagnosticado gravemente enfermo. Dé cualquier manera tu calidad de vida va en declive lentamente hasta que los síntomas de la enfermedad crónica aparecen.

Si la inflamación silenciosa es detectada lo antes posible puedes entonces trabajar en los cambios necesarios que la pondrá bajo control y reducir dramáticamente las probabilidad de desarrollar la enfermedad crónica en el futuro, si ya padeces una enfermedad es importante el monitoreo de las posibles complicaciones medicas de la misma.

Este tema de la inflamación y las enfermedades entraremos en detalles en el capítulo # 5 (pag.158) de este libro.

Y para tener una idea y conocimiento más claro de cómo es que las enfermedades se origina y fueron evolucionando a través del tiempo hasta el día de hoy, tenemos que regresar a los años del 1900 y presentar evidencias y referencias escritas, de todo lo relacionado y porque ocurren las enfermedades hasta hoy día.

Quienes son Responsable...

Entre los responsables de las enfermedades para que, se mantengan, aumenten y que la medicina tradicional no han logrado aliviar se encuentra:

(1) El gobierno
(2) Industria agrícola
(3) Industria de alimentos
(4) La industria farmacéutica
(5) La industria médica
(6) La industria de seguros

Capítulo 2

Responsables

La dieta americana para el 1900 estaba basada diariamente en la mantequilla, crema, leche completa, huevos, aceite de palma y coco, para freír manteca porcina, manteca de pollo, y los quesos todos derivados de grasas saturadas. A pesar del consumo de estas grasa saturada animal y grasas tropicales no se conocía de las enfermedades cardio vasculares, el cáncer y las enfermedades del corazón eran rara.

La primera fábrica de mantequilla fue construida para el 1876 en Estados Unidos y originalmente se hacía mantequilla de la grasa de res y leche. Para el 1890 el monopolio de las empaquetadora de carne controlaban el precio de la manteca y grasa de animal para hacer jabones y velas, pero el alto precio de la grasa creo la necesidad de buscar fuentes de grasas más económicas.

El fabricante de vela William Proctor y su cuñado fabricante de jabones James Gamble se unieron en una sola compañía y crearon a Proctor & Gamble Co. (P&G Co.) Y se movieron para tener el control del negocio de aceite de semilla de algodón, de la finca a la fábrica forzando a las empacadoras de carne de res a salirse del mercado de jabón y velas.

Para el 1905 los dos dueños de Proctor & Gamble Co. eran dueño de procesadoras de semillas de algodón en Mississipi y en el 1909 adquirieron la patenta de la hidrogenación de Joseph Crossfield and Son una compañía Británica pero la patenta en Estados Unidos fue rechazada por la corte para uso exclusivo de P&G Co.

Así que toda compañía podía utilizar este proceso, como lo hizo Best Food Co., un revolucionario proceso de transformo el aceite liquido de la semilla de algodón en grasa solida. Este proceso de hidrogenación fue aplicada para hacer la margarina.

Para el 1911 el consumo de aceite vegetal y grasa hidrogenada (digamos la margarina) empezó aumentar. La grasa vegetal CRISCO se manufacturaba con aceite de semilla de algodón hidrogenada y la manteca y el aceite de coco empezó a reducir su uso. También en el 1911 la compañía Best Food introdujo al mercado el producto Mazola, el primer aceite de cocinar y para ensalada echo del maíz. Para el 1912 el primer caso de enfermedad del corazón fue reportado.

El aceite de soja no empezó hacer el ingrediente principal en las grasas hasta el 1930. **En Primer Lugar:** la soja no estaba ampliamente disponible por las tarifas en impuesto al grano importado, ya que no se cultivaba en Estados Unidos y se importaba. **Segundo:** era un poco más costoso que el aceite de semilla de algodón en ese tiempo y **Tercero:** la producción no era satisfactoria como el aceite de semilla de algodón, porque era difícil de refinar.

El aceite de soja empezó a moverse, cuando la producción domestica empezó a aumentar rápidamente para mediado del 1930. Y tanto el aceite de soja y el aceite de semilla de algodón eran los únicos dos ingredientes mayores que se usaban para hacer grasas.

Ya para el 1939 el uso de aceite de semilla de algodón se redujo y fue remplazado por el aceite de soja. Para los años del 1935 al 1968 toda la grasa para uso de hornear y la industria de alimento fue reemplazada por el aceite de soja.

Para que tenga una idea cuanto aumento, la producción domestica en el 1900 fue prácticamente nula ya para el 1970 la producción llego a unos 70 millones de toneladas y actualmente Estados Unidos es el productor de soja más grande del mundo. Para 1953 las grasas de aceite le pasaron a la manteca para ser la grasa líder para cocinar en América y cuatro años más tarde la margarina le pasaba en producción y venta a la mantequilla.

Entre el 1960 y el 1982 el consumo per capital de la grasa en los hogares se redujo y fue desplazada por un aumento en el uso de aceite vegetal para cocinar pero el uso de la grasa de aceite aumento rápidamente en las instituciones en un 80 %, especialmente en las cadenas de comidas rápidas, restaurantes, hornear y manufactureros de alimentos.

Es importante que tenga conocimientos de todas estas épocas y producto porque están relacionados con nuestro tema que son las enfermedades y su origen.

Al comienzo del siglo 20...

Para el 1946, un pequeño grupo de hombre de negocios desconocidos, decidieron cambiar la actitud americana sobre la mantequilla, logrando a atemorizar a la gente de la mantequilla y prefirieran la margarina.

Estos hombres de negocio trabajaban para grandes compañías farmacéuticas, firmas de aceite vegetal y algunas compañías químicas. Algunos de ellos eran médicos con altos rangos en la Asociación Médica Americana (AMA) aunque la AMA propiamente no tomo parte oficial en este plan maestro en esta fecha, pero sí estuvo activo en otras conspiraciones.

2-1 Gobierno

La complejidad de la industria agrícola en los Estados Unidos está basada en los granos y sus derivados. Y entre los grupos más poderosos y más influyente en el gobierno se encuentra la Industria agrícola. El departamento de Agricultura Federal está a favor de esta industria agrícola, relegando la salud del pueblo a segundo lugar y a un primer lugar sus intereses políticos. Esto se ve claro, cuando el Departamento de Agricultura (USDA) creó una nueva guía alimenticia moldeada a los intereses agrícolas en lugar del beneficio del pueblo.

Para la época de la Depresión en el 1930, empezó el gobierno a dar subsidios a las pequeñas granjas para proteger su producción y estos fueron influyentes en los votos políticos.

Actualmente esos subsidios pasan más de $200,000 millones al año, con una diferencia, en que hoy día el más influyente en la política no son los que tienen granjas porque actualmente son menos de 5 % y si las grandes industrias tecnológicas que son las que más apoyan a la política.

Estados Unidos es el país más avanzado en la producción de alimentos y produce alimentos en el doble de lo que el pueblo puede consumir y aún así el gobierno sigue con los subsidios millonarios. Y esto sigue ocurriendo, porque los dos productos que permite que se beneficien de estos subsidios son los que producen el maíz y el trigo.

El maíz se utiliza para alimentar la industria del ganado, cerdos, avicultura y para las otras industria de alimentos como el endulzador de jarabe de maíz, el trigo no se usan en animales, solo es para consumo de humanos pero en forma de alimentos procesados con un alto contenido de hidratos de carbono, como lo son las galletas, dulce, pan, cereales, bebidas carbonatadas y otros. Y si estudian y analizan bien la nueva tabla de la guía alimenticia 2005 y 2011, notara que es un respaldo y protección a la industria agrícola y de alimentos. Y de esta forma sacan al mercado de consumo el exceso de alimentos producidos, debido a los subsidios del gobierno a estas poderosas industrias.

El otro producto que recibe subsidio del gobierno es la soja, donde Estados Unidos es el productor más grande del mundo, La soja se utiliza para la producción de grasa vegetal y aceite de cocinar vegetal, donde el 80% de la producción se utiliza en la industria de restaurantes, comida rápida y la industria de preparación de alimentos.

El gobierno a través de otras agencias están envueltas en otros industrias donde están correlacionadas con las enfermedades que más adelante detalladamente describimos.

2-2 Industria Agrícola

Los Granos...

Es importante recordar que en los tiempo pre industriales, cuando no habían enfermedades del corazón y otras enfermedades, nadie consumía aceite vegetal como maíz, soja, canola, semillas de girasol etc., y poca azúcar.

El tiempo pre industrial sólo se consumía grasa animal como mantequilla, manteca, cebo animal, aves, res, huevos y aceite de coco (traído de la Filipinas) para el 1900.

Conozca más los granos y sus derivados y porque son tóxicos para su salud.

Los fabricantes de alimentos manipulan fácilmente una población entera con los productos que hacen disponible con un costo barato. (debido a subsidio del gobierno federal). La manera en que se procesa los alimentos y los productos que se agregan a ellos puede decidir el nivel de salud de millones de gente.

Se ha preguntado porque está el trigo en el 40% de los alimentos procesados.. ... porque es barato y también barato en el refinado y son genéticamente modificado y puede ser formada en cualquier cosa, excepto en una nutrición sana.

Actualmente los alimentos que consumen los americanos son los que crean los problemas de salud que han dado vuelta a toda la población, con grandes beneficios para la industria farmacéutica y la industria médica.

El trigo es un contribuidor importante y peligroso en el consumo excesivo de los carbo hidratos. Y los productos que se hacen de la harina refinada del trigo están el pan blanco, cereales, dulces, fibras, pasta blanca, pizzas, panecillos y galletas.

Los obesos en América, la infertilidad y los problemas epidémicos de tumores se deben a los granos como maíz, soja, semilla de algodón. La industria de alimentos utiliza la grasa que se sacan de estos granos porque son las más baratas en el mercado. Otro grano que se utiliza en la producción de aceites, es el aceite de canola que viene de la semilla de colzá genéticamente modificado.

Los Granos en general...

Generalmente se les clasifica a los aceites y vegetales como más sanos que las grasas de origen animal, sin embargo, debe evitarse su consumo frecuente o exagerado, ya que estimulan la producción de prostaglandinas (sustancias estimulada por los ácidos grasos) indeseables o de radicales libres dentro del organismo.

Aceites Vegetal...

Los aceites de origen vegetal, generalmente están constituidos por mezclas de varios granos o aceites de granos, ácidos grasos con triglicéridos, entre los que predominan los no saturados. Se extraen de las semillas de las plantas oleaginosas como girasol, maíz, oliva, soja, canola, maní, etcétera, y se les encuentran en forma líquida a temperatura ambiente.

Se utilizan como ingredientes en las recetas de cocina, como aderezo para ensaladas y para freír alimentos y otros alimentos procesados. Pese a lo que se cree, su consumo habitual no garantiza una reducción en el colesterol elevado o una protección contra la arteriosclerosis o los infartos (no así el de oliva).

Grasas Saturadas, "De Origen Animal"

A las grasas saturadas se les conoce como "de origen animal", Los productos más representativos del segundo rango de lípidos son la manteca de cerdo, la mantequilla, la crema de leche, el cebo, el aceite de coco. Un tipo de grasa animal que tiene cualidades muy diferentes a las grasas saturadas es el aceite de pescado, cuyos lípidos predominantes son poli-no saturados y son líquidos, aún a bajas temperaturas.

Grasas Trans...

Poco recomendables y hasta prohibidas, las grasas trans es la debilidad de muchos, ya que se hallan en biscocho, helados, galletas rellenas, chocolates, "hamburgués", mantecados, papas fritas y todo tipo de comida rápida. Las fuentes más concentradas suelen ser la margarina y la mantequilla de maní.

Las también denominadas grasas trans, son aquellos ácidos grasos que han sido transformados de la forma geométrica natural de su molécula, "cis", a una distinta llamada "trans". Su presencia en la naturaleza es muy limitada; la mayoría de la que se consume es creada por el hombre que son sintética.

Aunque son irresistibles tanto a la vista como al gusto, hay que tener cuidado con los productos horneados, sobre todo con los de repostería que en 90% de los casos son ricos en grasas trans.

Los Granos Más Utilizados

La Soja:

El consumo de soja se está promocionando vigorosamente. A pesar de los muchos beneficios, hay un lado negativo, que está siendo ignorado. Las habichuelas de soja cruda contiene numerosos anti-nutrientes. En el procesamiento de la soja los anti nutrientes pueden reducirse, no los elimina. La habichuela de soja es un agente que previene la coagulación de la sangre. Su acción anti coagulante no se revierte con la vitamina K, que es un agente coagulante efectivo.

La gran mayoría de los personas norteamericanos tienen bajos niveles de vitamina K. La acción anti coagulante de la soja se debe a su actividad sobre la tripsína. La tripsína es una enzima necesaria para digerir las proteínas y para la asimilación de la vitamina B-12. Al bloquear la soja la actividad de la tripsina, se aumenta los requerimientos de vitamina B-12 creando así una deficiencia en el cuerpo de vitamina B-12.

La habichuela de soja contiene otros anti-nutrientes, como el ácido fítico, que se pega a los minerales como el zinc, magnesio y calcio impidiendo su absorción. El ácido fítico se encuentra presente en los cereales también. Aquellos vegetarianos que dependen de la soja y sus derivados y consumen cereales, tienen un alto riesgo de sufrir deficiencias de los minerales zinc, magnesio y calcio. El ácido fítico se encuentra únicamente en alimentos de origen vegetal.

La habichuela de soja tiene anti – nutrientes adicionales como son las hemaglutininas. Este ingrediente tiene la capacidad de pegar las células rojas en los seres humanos y en otras especies, y reduce el crecimiento del cuerpo significativamente. Todos estos anti-nutrientes de la habichuela de soja se reducen con un tratamiento, aplicando calor y mediante el germinado.

Aún así estas sustancias siguen presentes, a un nivel más bajo. Lo único que desactiva estos nutrientes es a través del proceso de la fermentación tradicional. Este proceso es un cambio químico que es muy lento, que es iniciado por bacterias, moho y levaduras.

Esta acción de fermentación desactiva los inhibidores enzimáticos, el ácido fítico, las hemaglutininas, y los antagonistas vitamínicos de las habichuelas de soja. Este mecanismo de fermentación permite que los nutrientes de la soja sean más digeribles y estén disponibles para el organismo.

La fermentación es usada en pocos productos de soja, productos no muy conocidos en la cocina americana, y muy difíciles de conseguir. En los que se encuentran, el tempeh, el miso y el natto.

El tempeh y el miso lo encuentra en tiendas de alimentos naturales en Estados Unidos. El natto, no es conocido ni se consigue casi en Estados Unidos. El natto tiene un olor fuerte y una textura pegajosa, y no es agradable para su consumo directo pero si se usa más como condimento, el tempeh es el que tiene más aceptación.

El queso de soja o tofu, que es el más conocido y más fácil de conseguir en Estados Unidos., no es un producto fermentado. Ya que se procesa por una precipitación. Con este mecanismo se desactivan algunos agentes anti-enzimáticos no todos, cómo son los fitatos en bajas cantidades. Las habichuelas de soja, incluso luego de ser procesados, tienen propiedades anti-tiroides.

Los otros ingredientes muy importantes que se encuentran en la soja son las isoflavonas estrogénicas, la genistina y la daidzeína, estos se conocen mucho por ser beneficiosos para la salud. Lo que la gente no sabe es que son ingredientes anti-tiroides de la habichuela de soja. Aquellas personas qué consumen productos de soja regularmente pueden sufrir varios desbalance de la tiroides.

Pruebas de laboratorios con animales asocian a las isoflavonas de la soja con los problemas de tiroides, incluyen tumor de la tiroide, hipotiroidismo, niveles bajo de energía, deficiente en la absorción de minerales, además de infertilidad.

Las hormonas pueden tener profundos efectos biológicos, tanto positivos como negativos en niveles bajos. Las isoflavonas estrogénicas de la soja se promocionan como buenas para la salud. Previenen el cáncer si se las consume tempranamente, no es así si las consume en una etapa posterior de la vida. Estudios con animales como con personas indican que la soja puede aumentar el riesgo de contraer cáncer de mama.

Los anti-nutrientes presentes en los productos de soja modernos, incluída la harina de soja, pueden inhibir el crecimiento en animales. En los seres humanos, pueden causar problemas intestinales, reducir la digestión de las proteínas, y llevar a unas deficiencias crónicas en la asimilación de aminoácidos.

La soja contiene un alto porcentaje de ácidos grasos, que se vuelven rancios rápidamente (se oxidan) cuando las habichuelas de soja son convertidas en harina de soja. La harina de soja entera es especialmente susceptible a deteriorarse de esta forma, y tiene un gusto desagradable difícil de enmascarar.

Los alimentos rancios son tóxicos y deberían evitarse. La proteína de soja es un producto económico de relleno, se volvió popular en un momento como para los "hamburgués". Actualmente, se lo usa mucho en los alimentos procesados, a pesar de que contiene anti-nutrientes.

Las proteínas aisladas de la soja se usan en mezclas proteicas destinadas a alimentos líquidos que reemplazan las comidas. Estas proteínas aisladas se logran a través de un mecanismo donde se utiliza altas temperaturas, el cual degrada mucho la proteína con un bajo valor nutricional.

Los aislados de proteína de soja tienen niveles altos de fitatos que bloquean la absorción de minerales, fitoestrógenos que deprimen la tiroides, y potentes inhibidores enzimáticos. Además, según ciertos informes, los altos niveles de calor utilizados en su procesamiento aumentan las probabilidades de que se formen compuestos cancerígenos.

La "leche" de soja se usa como reemplazo de la leche de vaca, y se promociona para la población en general. También se la utiliza como sustituto de la leche de vaca en las fórmulas para bebés alérgicos a la leche de vaca. La leche de soja no es equivalente a la leche humana (ni a la de vacas, cabras, u ovejas). La leche de soja tiene varias características negativas como alimento para bebés o niños.

Puede tener efectos negativos en el desarrollo hormonal de los niños. Carece de colesterol, una sustancia esencial para el desarrollo adecuado del cerebro y del sistema nervioso central de los niños. Un estudio sobre niños alimentados con fórmula a base de soja mostró concentraciones de compuestos estrogénicos 22.000 más que los de la leche materna o de la fórmula a base de leche de vaca.

Este increíble hallazgo llevó a que se especule en New Zealand Medical Journal que tal exceso de estrógeno en los niños podría causar un desarrollo prematuro de los pechos y de características sexuales secundarias en niñas muy jóvenes. Además, causó preocupación de que tal exceso pueda impedir que los órganos masculinos se desarrollen normalmente en la pubertad.

El aceite de soja es parcialmente hidrogenado. Este proceso resulta en la creación de ácidos grasos trans, (como la margarina), y presentes en los productos hechos con aceite de soja. Él aceite de soja, al igual que otros productos de soja, están hecho con soja transgénica en Estados Unidos (modificada tecnológicamente).A menudo, se dice que la soja es una proteína "completa" de origen vegetal.

Aunque la soja puede tener un perfil nutricional mejor que el de otras plantas, sigue siendo baja en ciertos amino ácidos esenciales. Por lo tanto, es una fuente de proteínas incompleta y desequilibrada. Solamente cuando se la complementa con alguna fuente de proteína animal, se puede decir que es una proteína completa, con todos los amino ácidos esenciales presentes, y equilibrados.

Actualmente, la soja es uno de las principales causas de alergia en la dieta norteamericana. Personas de todas las edades han desarrollado alergias a la soja, atribuibles a la proliferación de productos comestibles con soja y de otros productos como es el caso de algunas medicina.

Dado que la FDA (Administración de Alimentos y Medicamentos, USA.) aprobó la inclusión de un texto en los envases, que dice que la soja tiene beneficios para la salud, se espera que más de mil nuevos productos con soja inunden el mercado, además de los muchos ya existentes. Es difícil evitar la soja y sus derivados a menos que uno elija alimentos simples y naturales y evite los procesados. Incluso así, se consume soja indirectamente a través del alimento de los animales de granja y de los criadero de peces, a quienes se alimenta frecuentemente con derivados de soja.

La descripción de salud que se permite ahora en los envases se basa en el consumo de 25 gramos de soja por día, y se supone que reduce el riesgo de sufrir enfermedad coronaria. Tal exceso diario aumenta inevitablemente el riesgo de alergias a la soja.

La FDA estableció que las dietas con cuatros porciones diarias de proteína de soja pueden reducir los niveles de lipoproteínas de baja densidad (LDL). En base a esta recomendaciones, cuatro porciones diarias de proteína de soja aumentan el riesgo de más alergias a la soja. Además, reemplazan proteínas de alta calidad sin anti-nutrientes con proteínas de baja calidad con anti-nutrientes.

La aprobación por parte de la FDA de la descripción que dice que la proteína de soja reduce el riesgo de problemas cardíacos se hizo en respuesta al pedido de uno de los principales productores de soja. El lobby de la soja tiene un gran poder.

Además, los fabricantes de alimentos y de bebidas favorecen el uso de soja porque es económica como relleno reemplazante en alimentos para las personas y como alimento para el ganado. Es una forma de reducir los costos que aumenta las ganancias. Nos han estado engañando con los supuestos efectos milagrosos de la soja en la lucha contra prácticamente cualquier enfermedad.

Es posible que todo es el efecto de una campaña publicitaria a nivel mundial que se ha realizado hasta la fecha para promocionar un producto, pero no han salido a la luz los numerosos estudios que demuestran que la soja provoca malnutrición, problemas digestivos, debilitamiento del sistema inmunológico, problemas de tiroides, declive cognitivo, problemas de reproducción e infertilidad, y aumentan el riesgo de cáncer y enfermedades coronarias.

La soja sin fermentar (leche de soja, tofu, proteína de soja...) inhibe la enzima tripsina necesaria para digerir las proteínas, y el ácido fítico. Aunque sin duda, el problema principal de la soja es su alto contenido en isoflavonas, fitoestrógenos que actúan como hormonas sexuales.

Aunque no consumamos soja directamente, la soja se esconde detrás de la mayoría de los alimentos procesados bajo la denominación de proteína, aceites, grasas vegetales, emulsificador (lecitina), mono y di glicéridos de ácidos grasos.

Por otro lado, la mayoría del ganado se alimenta con granos a base de soja, dado su bajo costo. La mayoría de la soja que se comercializa excepto la procedente de cultivos ecológicos, son transgénica.

Mentiras de la Soja:

La soja es una proteína perfecta y es una completa y segura porque las personas orientales lo han estado usando por tiempos inmemorables.

Verdad:

Es que la soja que consume los orientales es fermentada ya que la soja no fermentada es muy peligrosa para usar.

Con un cocinado prolongado a presión de la soja, la toxina principal el ácido fítico y el inhibidor tripsína pueden ser destruidos. Luego de esto puede fermentar la soja.

Si decide producir germinados de soja, moje la soja en agua, luego de empaparlas por buen tiempo, tire el agua toxica y hacerlo por tres veces antes de hacer germinados, esto elimina casi todo el ácido fítico y la germinación debe eliminar el resto.

Básicamente la habichuela de soja es indigestible, pero la fermentación altera su composición de manera que pueda ser digerida. De hecho la dieta para un corazón saludable incluye el Natto que es una proteína fermentada., en la cual limpia nuestras arterias y venas dejando libre de depósitos. Por supuesto el microorganismo Natto tiene el crédito no la habichuela de soja.

La Tripsina...

La habichuela de soja tiene el químico que inhibe la tripsína que es responsable de la digestión de la proteína de soja. Lo que quiere decir que la soja tiene mucha proteína que no podemos absorber. Y la fermentación de la soja hace que la proteína se absorba.

Imitación de hormona sexual...

El estrógeno en la habichuela de soja es más importante que los efectos tóxicos mencionados anteriormente. Las niñas que consumen la habichuela de soja y sus derivados maduran sexualmente temprano, se han reportado que aún a los 6 años tiene madures sexual temprano y los niños se mantienen afeminado con una maduración sexual tardía.

En un estudio publicado en Julio 5,1997, se encontró que personas que habían consumido producto de soja, en la sangre tenia la hormona de la soja con concentraciones entre 13 a 20 mil veces la concentración de estrógeno. Las mujeres son especialmente propensas a experimentar desordenes hormonales como la endometriosis al consumir la soja.

La recomendaciones es que la soja no fermentada no debe consumirla y solo usar productos de soja fermentada, además de los ya conocidos como son el miso, tempeh y natto.

La Soja Genéticamente Modificada...

Sobre 90 % de la soja cultivada en USA es genéticamente modificada. Si aun usted confía o tiene una fe idealista en las compañías de alimentos y en farmacéuticas, usted probablemente cree en la modificación genética de la soja que es más saludable.

Según pruebas realizadas por la compañía Monsanto (la gente que patentiza las modificaciones genéticas), la habichuela de soja modificada genéticamente tiene 29% menos de colina y un 27 % mayor del inhibidor de tripsina que la habichuela normal de soja. Lo que quiere decir que tiene más cosas malas y menos cosas buenas.

Alzheimer...

En estudio realizado a 4000 Japoneses Americano de edad se encontró que aquellos que consumieron tofu (un producto de soja no fermentado) desarrollaron dos veces más la enfermedad de alzhéimer que los que no consumieron tofu.

Deficiencia Vitamina A...

Ninguna planta contiene Vitamina A, lo único que tiene es caroteno en la cual el cuerpo la convierte a Vitamina A. Para obtener Vitamina A, se debe consumir alimentos basados en animales. Esto es bueno para los adultos, pero no es bueno para remplazar la leche materna por las formulas de infantes, Muchos bebe han muerto por deficiencia de Vitaminas A inducida por las formulas de infante que no la tienen.

Formulas para Infantes...

La deficiencia de Vitamina A en estas formulas no es el único problema, como los niveles tóxicos del manganeso que la soja obtiene del suelo con concentraciones de 200 veces más que la que se encuentra en la leche materna, según el Dr. Francis Crilnella profesor clínico de pediatría de la Universidad de California – Irvine, California y de Trich Tran investigador graduado en UC-Davis, California (Center For Mind & Brain) Departamento de Estudios de Animales.

También el Dr. Mike Fitzpatrick, toxicólogo, dice "La cantidad de fitoestrogenos que se consume al día con las formulas de soja de infantes es igual o equivalente a 5 tabletas para el control de la natalidad."

Adolescentes Hiperactivos...

En Adolescentes que eran hiperactivos. El Dr. Crinella encontró que tenía unos niveles altos de manganeso en pelo de la cabeza.

El se intrigo porque en California los terrenos tienen niveles de manganeso bien bajo y la única explicación que encontró fue la formulas de infantes, pero realmente puede afectar estos niveles a los adolescentes muchos años más tarde.

El Dr. Crinella hizo varios estudios con ratas con resultados muy claros. Las ratas obtuvieron el manganeso en la misma concentración a la leche del pecho que era la misma que recibió el grupo de control que no recibió manganeso. La dopamina producida en ratas con niveles altos de manganeso fue de un 63%.

El Dr. Crinella concluyo como el cerebro de los bebes se desarrollan bien rápido y son más sensitivos a los tóxicos como el manganeso. Estos se depositan en el cerebro y pueden reactivar durante la pubertad y entonces a parece el desorden de déficit de atención. Mejor conocido como "Síndrome de Toxicida de Manganeso"

Algunos de los empaques de alimentos...

Que contienen soja en la etiqueta de cada producto donde tiene la descripción del contenido son los siguientes

- Harina de soja
- Aceite de soja
- Lecitina (extraída de la soja y usada como un emulsificador)
- Proteína aislada de soja
- Proteína concentrada de soja
- Textura de Proteína Vegetal (TVP)
- Proteína Vegetal Hidrolizada
- Aceite Vegetal sin identificar (En USA es aceite de soja)
- La gran mayoría de la margarina son de soja

La soja es clasificada como poli no saturado, en otras palabras es un **Omega– 6.** Más adelante podrán entender porque su uso no es tan beneficioso en colesterol y enfermedades cardiovasculares.

El aceite de soja se sigue promoviéndo al consumidor a pesar de todas las advertencias que se han dicho en el pasado. No hay tal cosa como alimentos todo natural a base de soja, porque la soja es toxica en su estado natural.

La soja tiene que procesarse de una manera que pueda ser seguro para el consumo humano. El proceso de fermentación usado por las naciones asiáticas en el pasado hoy en día ya no se usa, y eso se puede ver en las estadísticas de la salud de estos día modernos de los asiáticos que rápidamente van en baja.

Estos son algunos de los efectos de la soja en la salud..

- El riesgo de desarrollar enfermedad de Alzheimer es 2.4 veces más
- Daño Cognitivo
- Deterioro prematuro del cerebro
- Produce hormonas esteroidal
- Produce estrógeno
- Demencia vascular
- Reduce la proteína que se una al Calcio en el cerebro
- Pubertad prematura en niñas y retarda la maduración física del niño
- Patrones de menstruación no natural en la mujer
- Malnutrición, porque la soja actuá como un potente inhibidor de enzima
- Reduce la digestión de las proteínas
- Inhibe la dopamina
- Deprime la función de la tiroide
- Infantes que reciben la formulas de soja, tiene dos veces más a desarrollar diabetes
- Defectos de nacimiento
- Debido a la supresión de la tiroide, el floruro se convierta más toxico
- Inhibe la absorción del zinc.

Canola (semilla de colza)... Aceite de Canola:

Su nombre original era aceite de semilla de rape (colza) y luego se la cambio el nombre a aceite de canola en el 1988, por razones de mercadeo (se atribuye a la contracción de la frase "Canadian oil low acid" en otras palabras es aceite canadiense bajo en ácidos) y esto fue así porque la producción mayor de esta semilla es en el Canadá.

Canadá es el principal responsable de que sea comercializado en los Estados Unidos, además subsidia las cosechas de estas semillas.

Esta planta es barata, es fácil de cosechar, es un insecticida natural y es más barato en el procesamiento para alimentos que los más costoso como el aceite de oliva.

El gobierno canadiense y la industria pagaron a la Food and Drug Administration (FDA) $ 50 millones de dólares para que el aceite de canola fuera colocado en la lista (GRAS) 'Generalmente Considerados como Seguros". Esta clasificación le permite a la industria de la Canola evitar hacer pruebas prolongadas de seguridad.

Los estudios con canola en animales de laboratorio fueron desastrosos. Las ratas desarrollaron degeneración grasosa del corazón, riñón, glándulas suprarrenales y la glándula tiroides.

Cuando el aceite de canola fue retirado de su dieta, los depósitos de tejido cicatrizante fueron disueltos, pero se mantuvo en todos los órganos vitales. No hay estudios en seres humanos que se realizaran antes que se gastaran el dinero en la promoción del aceite de canola en los Estados Unidos.

El aceite de rape (colza) fue usado ampliamente en Inglaterra y en Europa como alimento de animales entre los año 1986 – 1991, y no se usa más porque los animales se quedaban ciego y se ponía mal.

Recuerdas el susto con "las vacas locas", cuando millones de ganado vacuno en el Reino Unido fueron sacrificados para evitar infectar a los humanos. El ganado estaban siendo alimentados con una mezcla que contiene material de ovejas muertas, aceite de colza y las ovejas sufrieron de una enfermedad llamada "scrapie", es una infección en el cerebro donde experimentan temblores del cuerpo.

Se pensaba que esto era cómo "la vaca loca", que se inició y comenzó infiltrarse en la cadena humana. Lo que es interesante es que cuando el aceite de colza fue retirado de la alimentación a los animal, se elimino o desapareció la llamada enfermedad. También se usaba como un lubricante, jabones, combustible, para hacer neumáticos o goma y como iluminante en páginas a color para revistas. Expertos dicen que el efecto del consumo del aceite de canola toma por lo menos 10 año en manifestarse.

La semilla de rape (colza) pertenece a la familia de la mostaza, una de las plantas más toxica y que los insectos evitan su contacto y el gas mostaza que fue prohibido en las guerras porque afectaba los pulmones y la piel. Sé usa radiación para convertir la semilla de rape (colza) en un aceite de canola aceptable.

El efecto del aceite de Canola en nuestra dieta es cuestión de tiempo y se van a empezar a ver los síntomas que van a venir lentamente y nadie se va a dar cuenta que hay un problema. Como nuevas enfermedades donde están envuelto el sistema nervioso, causando que la protección de la mielina se disuelva del nervio.

Y algunas enfermedades asociadas a la perdida de la acción en la mielina son agotamiento, inexplicable adormecimiento, calambre, hormigueo en las extremidades, esclerosis múltiples, arritmias cardíacas, y problemas en audición.

Ya las personas que han experimentados estas condiciones se conoce que han estado usando el Aceite de Canola por años. En el cuerpo pueden variar los síntomas y algunos son: temblores debido a un mal funcionamiento del impulso transmitido a los nervios, escrituras y caminar no coordinados, exceso de salivación, deterioró de la memoria y procesos de pensar, visión borrosa, niveles bajo de audición, incontinencia, problemas de respiración corta.

El aceite de Canola contiene ácido erucic y glucosinaltes ambos son tóxicos para el ser humano y animales. Es un aceite industrial. No es un alimento. Además causa enfisema, insuficiencia respiratoria, anemia estreñimiento, irritabilidad y también ceguera en los animales y los seres humanos.

Los agricultores de Estados Unidos y Canadá producen colza genéticamente modificada y los fabricantes utilizan su aceité (canola) en miles de alimentos procesados, con las bendiciones de Canadá y de los organismos de "vigilancia" del gobierno de Estados Unidos.

La canola apoyada por sitios web que dicen que la canola es segura de usar. Admiten que se desarrolló a partir de la colza, pero insisten en que mediante la ingeniería genética ya no es colza, pero si "canola".

El nuevo nombre proporciona cobertura perfecta para los intereses comerciales que desean hacer millones. Mira la lista de ingredientes en las etiquetas. Al parecer, el aceite de maní está siendo reemplazado con aceite de canola. Usted lo encontrará en un número alarmante de los alimentos procesados. Revise los productos y los ingredientes. Si la etiqueta dice: "puede contener lo siguiente" si contiene el aceite de canola, piénselo antes de comprarlo.

Los Peligros Del Aceite De Canola...

La semilla de colza que fue modificada genéticamente es procesada y el aceite se calienta a 300 grados F para removerle su marcado olor desagradable también el proceso incluye eliminar la acidez, cambiarle el color y esto se consigue utilizando un componente o el solvente químico "hexano", ya en este etapa del proceso el aceite viene hacer un aceite **Trans**.

Este aceite es mono-no saturado y lo promociona como el aceite de oliva pero es mucho más barato. Pero el aceite de oliva no es procesado y no contiene ácidos Trans. Además el aceite de oliva es diferentes a el aceite de canola porque el canola es 54% mono-no saturado y 37% poli no saturado por el contrario el aceite de oliva es 76 % mono-no saturado y 8 % poli-no saturado.

El aceite de canola es básicamente un ácido **omega 6**, que es el componente con que se fabrica todas las hormonas eicosanoides inflamatorias en las células. (mas adelantes estaremos describiendo este mecanismo que es la clave de las enfermedades).

El uso del aceite de Canola como pesticida

Los productos de pesticida registrado en la EPA tienen un indice de peligrosidad para la salud y para categorias ambientales. El sistema de calificacion de riesgo utiliza la informacion de las etiquetas de productos, hojas de datos y referencias de toxicologia.

Clasificacion de Codigos de Seguridad de Canola

El Indice de Seguridad está determinado por el promedio de todas las puntuaciones correspondientes. La puntuacion máxima posible es de 3.00 y la más baja es de 1.00.Lo que quiere decir es que más alto el numero más toxico y de igual forma numeros más bajo menos toxico.

En el Departamento de Agricultura del estado de Idaho, se encuentra registrado el "Vegol Year-Round Pesticidal Oil" con el número de registro # 67702-4-33116, y lo más interesante es que el ingrediente principal es el aceite de Canola que corresponde al 96 % del contenido.

"The Idaho State Department of Agriculture"

ISDA Mission - Serving consumers and agriculture by safeguarding the public, plants, animals and the environment through education and regulation

Active Ingredients in CONCENTRATE WORRYFREE VEGOL YEAR-ROUND PESTICIDAL OIL [67702-4-33116]"

En su origen, la semilla de colza, fue prohibida como aceite para alimento, porqué ataca al corazón causando lesiones degenerativas permanentes, Canola no es exactamente cualquier selección saludable, y como se menciona antes es oficialmente un pesticida EPA registrado.

Lo que queda del aceite de canola, después de cocinar, es simplemente otro aceite hidrogenado impulsado por la industria solamente por avaricia, y puede dañar con el tiempo el sistema cardiovascular y nervioso, como todos los aceites. Parte del juego es engañarlos a cerca del aceite de canola de que es un aceite saludable hasta que se calienta, entonces es cuando hay una transformación química.

Antes de usar para cocinar ya es un aceite Trans y cuando se calienta, el aceite de canola produce 1.3 butadiene, benzeno, acrolein formaldehyde. Y otros productos relacionados que viene a ser parte del alimento cocinado.

El canola ha sido prohibido por el FDA en las formulas infantiles porque atrofia el crecimiento.

Los gases del aceite de canola tóxicos producidos cuando se calienta aun a temperaturas más bajas que las requeridas a otros aceite, producen cáncer. La gases de la semilla de colza y el aceite de canola son la primera razón por la sorpresiva alta incidencia del cáncer del pulmón en Asia.

En el cuerpo, los síntomas son variados ...

- Temblores, parálisis debido a un mal funcionamiento de transmisión del impulso por las fibras nerviosas
- Caminar y escribir no coordinados, y otros movimientos físicos automáticos.
- Problemas en el hablar.
- Salivación excesiva,
- Deterioro en la memoria y procesos de pensar
- Visión borrosa
- Niveles bajo de audición
- Sensitivo al medio ambiente/alergia al oler alimentos, ropa, equipo eléctricos
- Problemas de respiración/*respiración* corta

El Trigo...

El alto consumo de productos derivados de la harina refinada de trigo ha causado problemas en el intestino, donde el setenta (70) % del sistema inmunitario se encuentra.

Debido a esto tenemos una alta incidencia de enfermedades autoinmunes como Alzheimer, diabetes, artritis, esclerosis múltiple, lupus, fibromialgia, enfermedad de Crohn y otras.

El trigo es rico en grasas **Omega-6**, lo que causa un desbalance en la proporción entre las grasas, **Omega 6 y Omega 3** que son las causa de numerosas enfermedades. El trigo que consumían los antepasados era de una clase completamente diferente en forma, calidad y antigenicidad de lo que consumimos hoy en día.

En el siglo XIX, el trigo se mezclaba generalmente con frutas secas y otros cereales. Hace 200 años fue cuando se origino el moler el trigo hasta conseguir una harina de trigo blanca que contenía altos niveles de gluten.

El trigo que la gente consume hoy día, no es molido en molinos de piedra a partir del salvado de trigo. La mayoría de nosotros hoy día nos han alimentado con productos hechos con harina blanca de trigo desde que éramos pequeños - antes de que la cubierta interior del intestino estuviera listo para absorber al torrente sanguíneo otros productos que no fuera la leche materna.

El problema principal con los cereales como el trigo es el gluten, una proteína grande y compleja, y especialmente la parte llamada gliadina. La proporción de gluten en el trigo ha aumentado espectacularmente gracias a la hibridación transgénicos.

La palabra gluten deriva de la palabra griega que significa pegamento, y sus propiedades elásticas y adhesivas son las que hacen que una rodaja de pan o un pedazo de bizcocho no se desmenucen. Pero cuando ese pegamento entra en contacto con los intestinos interfiere con el metabolismo y absorción de nutrientes de los alimentos que componen esa comida. Y como no tiene casi ningún valor nutricional en sí mismo, poco obtenemos con dicha comida.

Incluso las personas que no padecen alergia al trigo están introduciendo en su intestino un pedazo pegajoso que provoca estreñimiento. La menor de las reacciones al trigo en una persona es una sensación constante de leve fatiga. De hecho, arruinamos cada una de las comidas del día con uno de los alimentos con más antígenos que hay en el mundo.

En el peor de los casos, enfermedades como artritis reumatoide, esclerosis múltiple lupus y cáncer como linfoma pueden derivarse de casos graves de enfermedad celíaca o sensibilidad extrema al gluten. En el resto de los casos muchos tienen ocasionalmente diarreas sin ninguna causa, gases e hinchazón intestinal, dolores musculares del vago, infertilidad o confusión mental.

El Trigo en la civilización Egipcia...

Para muchos expertos en la nutrición y la clase médica, lo que vivió la civilización del Antiguo Egipto miles de años atrás fue un edén nutricional. Con dieta a base de cereales, de frutas y verduras.

Sólo los egipcios de clase alta comían carne, y el consumo de proteína y grasa animal en comparación era mucho menor con lo que había estado consumiendo durante miles de años el ser humano de la edad de piedra. Si sigues una dieta de cereales, verduras y frutas, te dirán, disfrutarás de una gran salud. Pero esto no fue así con los antiguos egipcios.

Para esa época no había azúcar, y sin embargo no necesitaban el azúcar para obtener hidratos de carbono, el trigo entero era la alimentación principal.

Los animales se utilizaban para el trabajo de carga y transporte que como fuente alimentaria, y usaban el Río Nilo para su cultivo de trigo, frutas y vegetales que le proporcionaba una dieta alta en carbohidratos y baja en proteínas y grasas. Siguiendo las doctrinas impuestas hoy en nutrición, los antiguos egipcios debían haber tenido una salud excelente. Pero, sufrían de una grave salud.

Por primera vez en la historia aparecieron la enfermedad cardiovascular, la diabetes, la elevada presión sanguínea y la obesidad.

Hicieron acto de presencia las **Enfermedades de la Civilización**, algo a lo que escapó por completo el hombre de la edad de piedra.

En el New York Time del 2007 se publico los resultados de la momia de una reina egipcia "Hatshepsut", que reinó hace 3.500 años, y encontraron que era una persona diabética y obesa de 50 años. También se encontró que tenía una salud dental terrible.

Esto es de gran interés porque los esqueletos paleolíticos que se encontraron anteriormente, consumían una dieta a base de proteína y grasas animales y vegetales con una salud dental excelente. Ya que una dieta alta en carbohidratos es negativa para la salud bucal. En 1937, el Dr. W. Osborn publico un estudio en *Journal of Dental Research* donde demostró las acciones de los hidratos de carbono en producir desmineralización dental. El trigo refinado tenía un poder superior al azúcar refinada.

Un estudio realizado a 22 momias y publicado en noviembre de 2009 en el JAMA (Journal of American Medical Association) de las arterias, confirmaba que la enfermedad cardiovascular era muy común en el Antiguo Egipto.

En 1910 Isaac Levin recalcaba que una hipótesis vegetariana carecía de sentido para entender estas diferencias, puesto que los esquimales, los indios americanos o los Masai de África disfrutaban de una salud excelente ya que su dieta estaba basada en productos de animales solamente.

El hombre de la edad de piedra no consumía arroz ni cereales refinados puesto que ni siquiera era agricultor. Tampoco debemos olvidar que la industrialización hizo aparecer otros alimentos: los aceites de maíz, girasol y soja, canola que son ácidos **omega 6** con una acción pro inflamatoria. La teoría de las **Enfermedades de la Civilización** pasada, suena extraño hoy día en los círculos médicos y nutricionales

Ya que para los años 50 surgió una nueva teoría creada por Ancel Keys*, que menos preciaba los productos animales y ensalzaba hasta el máximo los hidratos de carbono, que naturalmente están libres de grasas. La teoría de las **Enfermedades de la Civilización** fue olvidada, y la incidencia en cifras del cáncer, las enfermedad cardiovascular o la diabetes fue en aumento.

---

* **Ancel Keys – villano o héroe?** es considerado como un villano en el movimiento anti-grasas trans.

El fue quien, a finales de 1950, propuso la teoría y "demostrando" que las grasas saturadas provocan infartos y más tarde, que las grasas saturadas elevan los niveles de colesterol. Su teoría, que a menudo se refiere como la teoría de los lípidos o la teoría de la cardio-dieta, se ha convertido ampliamente aceptada por la mayoría de la gente que hoy dan por sentado que es absolutamente cierto.

Esto llevo a un temor generalizado de grasas saturadas, hasta el punto de los muchos beneficios de la grasas saturadas son ignorados y olvidados. Para la mayoría de la gente hoy día, los médicos, nutricionista por igual, las grasas saturadas son malas. Esto a su vez condujo a la aceptación generalizada de las grasas trans en productos como la manteca vegetal, la margarina y aceites vegetales parcialmente hidrogenada.

Sólo en los últimos años que un número creciente de científicos y autoridades de la salud se dan cuenta que las grasas trans son los verdaderos culpables en la causa de las enfermedades del corazón, y que las grasas saturadas son altamente beneficiosas.

Personas Dignosticada Con Enfermedades Del Corazon En USA

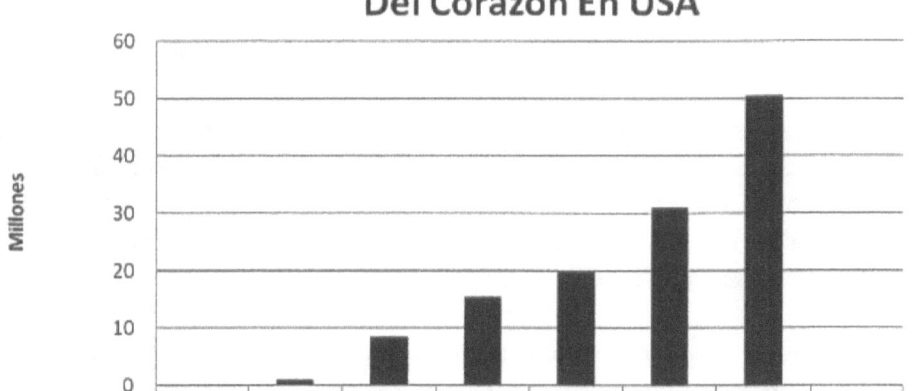

años	1900	1910	1921	1940	1950	1967	2005	
■ Por Ciento %	0	1	8.5	15.5	20	31	50.5	

- En el 1903 se trata de patentizar el procesos de hidrogenación.
- En el 1911 se introduce al mercado el Aceite Crisco y Aceite de maíz Mazola.

- En 1921 Primer Infarto Miocardio reportado. Se clasifica las enfermedades del corazón como una condición médica.
- En 1930 se reportan 3000 muertes por Infarto Miocardio.
- El aceite hidrogenado se introduce en los alimentos.
- En 1960 se reportan 500,000 muerte por Infarto Miocardio.
- El 1980 se introduce el syrup de maíz alto en fructosa.

El Maíz....

El otro grano es el maíz y estudios recientes, encontró que la extinción de los indios nativos de América en siglos pasados se le atribuye principalmente al maíz.

Su dieta nutricional la cambiaron de una dieta de consumir carne y verduras a una dieta basada enteramente en el grano de maíz con la llegada de los españoles.

El Estudio demostró que los huesos de los indios americanos evidencian un aumento en problemas de anemia, caries, artritis, infecciones y otros problemas de salud peores que los que vivieron antes del cambio en la alimentación.

La concentración de azúcar en el grano de maíz es bien alto, y lo convierten en la cosecha con más de 80 millones de acres en Estados Unidos de América, En las etiquetas de alimentos procesados, puede leer lo siguiente derivados del maíz tales como jarabe de maíz, fructuosa, aceite de maíz, harina de maíz, maicena, dextrosa, glutamato monosódico, goma del xanthan, y maltodextrina. Los edulcorantes son los que más se usan, con mas de un 55 % de los productos en mercado de alimentos procesados.

El jarabe de maíz de alto contenido en fructuosa es el ingrediente principal en todos los refrescos y jugos de frutas, galletas, caramelos y otros muchos productos procesados de los supermercados.

La maltodextrina es uno de los ingredientes más frecuente encontrados en el envasado de alimentos. Está presente en aproximadamente el 10% de los productos alimenticios envasados. Entonces, qué es la maltodextrina? Y por qué es utilizado en productos alimenticios para tanta gente? La maltodextrina es un polisacárido (tipo de carbohidrato) que se utiliza como un aditivo alimentario. Se produce a partir de almidones de maíz, trigo, patatas o arroz a través de la hidrólisis parcial (descomposición química mediante el uso de agua). La maltodextrina es un polvo blanco y, dependiendo de su origen y procesamiento, es o bien casi sin sabor o ligeramente dulce.

Para el 1966 el consumo del jarabe de maíz de alto grado de fructuosa era ninguno y fue aumentando, para el 2001 llego a 62.6 libras por cada persona. Hoy día se le debe la epidemia de obesidad y diabetes a este *jarabe de maíz..* (*mas detalles sobre el jarabe de maíz alto en fructuosa* más adelante) La carne de ganado, cerdo y pollo que se vende en los supermercados y se consume en negocio de restaurantes y comida rápida proviene de ganado alimentado con granos con un alta contenido en maíz.

En Estados Unidos las cosechas principales son el de soja y el maíz y la soja tiene el primer lugar y segundo el maíz, pero ambas son con semillas transgénicas. En el 1995 se introdujo las semillas genéticamente modificadas llamadas semillas transgénicos, (aprobadas por USAD de América).

La Administración para los Alimentos y los Medicamentos (FDA) indica que estos alimentos transgénicos son equivalentes a los alimentos originales, y por esta razón, fueron aprobados sin hacer ningún estudio sobre el efecto de estos en el ser humano.

Granos Transgénicos /Jarabe de maíz alto en fructuosa...

Un alimento genéticamente modificado (transgénico) es aquel que se le ha modificado su cadena de ADN añadiéndole un implante de bacteria, o de algún otro alimento, con el propósito de crear resistencia a las plagas que atacan a dicho alimento.

Este proceso, y cualquier otro que trate de cambiar el diseñó creado por la naturaleza, producirá todo una situación presentándose como enfermedades aún no conocidas, el cuerpo no va poder conocer este nuevo alimento, y al no procesarlo, digerirlo y utilizarlo, va a crearse una desnutrición a largo plazo.

Este alimento transgénico puede generar enfermedades severas debido al daño a nuestro propio ADN. Aunque al día de hoy no hay estudios que indiquen algún daño causado por estos alimentos transgénico. De acuerdo con los científicos podemos padecer si consumimos alimentos transgénico, las siguientes enfermedades:

- Cáncer y enfermedades inmunológicas en general.
- Infecciones y virus no controlables
- Esterilidad
- Deformaciones al nacer

Cáncer

El DNA transgénico puede sobrevivir la digestión de los intestinos y afectar los genomas de las células mamarias aumentando la posibilidad de producir cáncer. Como también hoy día alimentan a los animales con maíz transgénico puede presentar condiciones de enfermedad, no sólo en el animal, pero también en los humanos que se alimenten de estos animales.

Infecciones y virus no controlables

El peligro que se está creando al cambiar la estructura de ADN de los alimentos, es la oportunidad a la creación de virus y bacterias nuevas que nunca antes sean vistos. Virus y bacterias que los antibiótico o anti virales que tenemos hoy día no puede combatir.

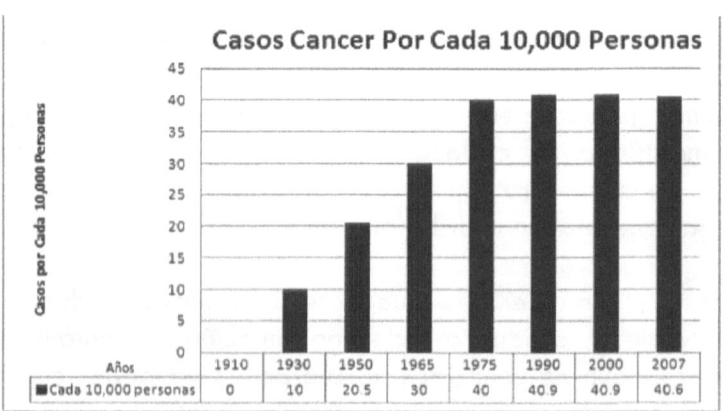

Esterilidad...

Atrazina es un herbicida que está produciendo cambio de sexo en varias especies de animales como las ranas. Ranas que nacen machos cambian a sexo femenino debido a esta herbicida. Los científicos han encontrado problemas de esterilidad en animales alimentados con alimentos transgénico. La estructura de los transgenes del alimento interfiere con los aparatos reproductores de los animales, cambiando sus células reproductoras y creando esterilidad. No descartan la posibilidad que esto sea solo el primer paso a causar un cambio de sexo en el animal.

Deformaciones al nacer...

Esto hoy día no se ha podido relacionar. Lo que se sabe es que la estructura de ADN de un humano o animal es cambiada, entonces la persona o animal va a tener problemas de procrear, con el riesgo de poder traer al mundo a una criatura deforme a causa del cambio anti-natural creado.

Estas enfermedades son lo que científicos han llegado a establecer que nos pueden ocurrir a causa de una alteración en una estructura de ADN. Ya algunos de estas enfermedades se están viendo en animales y dentro de un corto tiempo se empiece a ver en humanos si siguen con el consumo de alimentos transgénico.

Consumimos alimentos transgénico...

Los alimentos transgénico se cosechan en casi todas las partes del mundo, porque Monsanto (el creador de este tipo de alimentos) ha incursionado en el mercado mundial apoderándose de él y creando una auto-dependencia. Muchos de nosotros están consumiendo alimentos transgénico sin ni siquiera saberlo.

No existen leyes o reglamentos en los Estados Unidos que exijan que la data de la etiqueta del producto informe sobre si su contenido es o no es transgénico. Pero recientemente en California hay un proyecto de ley que esta corriendo y pubicado por Associated Press:

Genetically modified foods may get label in California
Published June 13, 2012
Associated Press

"Los votantes de California decidirá pronto si se necesitan etiquetas especiales para los alimentos elaborados con ingredientes genéticamente modificados.

Los defensores recogieron más de medio millón de firmas de apoyo a los requisitos de etiquetado. Y el secretario de Estado esta semana certificó la medida en la boleta electoral del Estado para las elecciones de noviembre 2012*.

Si se aprueba, California sería el primer estado que exige el etiquetado de una gama tan amplia de alimentos que contienen organismos genéticamente modificados, o transgénicos.

La propuesta requeriría que la mayoría de alimentos procesados para el año 2014 lleven una etiqueta que diria a los compradores que contienen ingredientes derivados de plantas cuyo ADN fue alterado con genes de otras plantas, animales, virus o bacterias.

Cómo evitar alimentos transgénicos ...

Compra orgánico...

El comprar alimentos orgánicos asegurar que nuestros alimentos no corran el riesgo de ser transgénico.

Debe de ser...

- Libre de cualquier alimento transgénico
- Producido sin el uso de pesticidas y fertilizantes sintéticos

---

*   La propuesta fue un fracaso electoral, el poder de las compañías con productos GMO invirtieron 40 millones de dolares en propaganda para resalta los beneficios de los GMO versus los productos naturales. (con mentiras)"

- De animal criado sin el uso de sustancias que aumente de peso como los antibióticos* y hormonas de crecimiento.

Segun estudio publicado por la Universidad de Princeton:

Para mas información visitar:
www.**keepantibioticsworking**.org
www.**post-gazette**.com/healthscience/2021120antibiotic2.asp

Lea las etiquetas...

La soja y el maíz transgénico es la porción más grande de los alimentos transgénico que hay en el mercado de Estados Unidos. En la etiqueta de los producto, si uno de los siguientes ingredientes se encuentra en la etiqueta del producto, es porque es un derivado de alimento transgénico.

Derivados transgénico del maíz:

- Harina de maíz, jarabe de maíz,
- Glutamato mono sódico, Sorbitol
- Jarabe de maíz de alta fructuosa,
- Azúcar y vitaminas que no aclaren ser libre de maíz
- Jarabe de malta
- Fécula de maíz, Malta dextrina

Derivados transgénico de la soja...

Salsa de soja, Proteína de soja, Lecitina de soja, Proteína aislada de soja, Bebidas de soja, Tofu, Aceite de soja, Margarinas y Mayonesas.

Existen alimentos que contienen este tipo de Ingredientes, como:

- Formulas infantiles, Cereales,
- Mayonesas, Chocolates

---

* **"Alrededor del 80% de los antibióticos producidos en los EE.UU. se dan a los animales de granja industriales. Esta práctica es: Malo para la salud humana"**

- Papitas fritas, Helados, Bebidas Alcohólicas, Aderezos
- Hamburgués y Hot dogs
- Galletas
- Dulces, Proteína en polvo, Pastas
- Pan, Margarinas, Alimentos fritos
- Cosméticos, Jabones, Detergentes
- Shampoos, Medicinas

Además del maíz y de la soja, otros alimentos transgénico son la canola, semilla de algodón y la papaya.

Ver en las etiqueta los ingredientes del productos...

Etiquetas encontradas en algunas frutas y verduras que hay en los súper mercado. Estas etiquetas tienen un número que significan lo siguiente:

- 4 dígitos significa que el producto es de origen convencional:

    Ejemplo: 4354

- 5 dígitos y que el 1er numero empiece con 8 significa es un alimento transgénico.

    Ejemplo: 83645

- 5 dígitos y que el 1er número empiece con 9 significa es un alimento orgánico.

    Ejemplo: 94657

Los alimentos transgénicos no contienen semillas.

Ejemplo:

    Los melones
    Las uvas sin semillas
    Papayas

Cuando le hace un corte transversal, si no tiene una forma de estrella como la estrella de David, entonces es una fruta transgénica, ver el siguiente ejemplo:

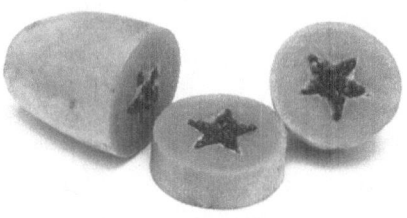

Evita alimentos procesados...

Un 70% de los alimentos que son procesados contienen ingrediente transgénico. Razones porque los alimentos procesados no son recomendables. Ya que causan daño a nuestro cuerpo. Evitando estos sustancia estará ayudando a reducir alimentos transgénico, además te ayudara a mejorar tú salud.

Jarabe de Maíz Alto en Fructuosa...

Este tipo de azúcar es la más que engorda y la fructuosa es un ingrediente que se encuentra en alimentos que se utilizan para adelgazar como granolas, bebidas deportivas, pan integral y cereal integral.

El azúcar de mesa o sacarosa es la combinación de glucosa y fructuosa. La fructuosa es el azúcar que tiene la miel y las frutas pero hoy día los alimentos endulzados se hacen con el jarabe de maíz alto en fructuosa.

Que es la Fructuosa...

El Jarabe de maíz alto en fructuosa es la presentación más pura de fabricar la fructuosa con la que se endulza los refresco, comida chatarra dulces y productos de repostería y salsas.

El jarabe de maíz de fructuosa está presente por lo menos en un 50 % en los productos de golosinas y en un 90 % en las bebidas carbonatadas, jugos de frutas y alimentos procesados.

Peligros de Jarabe de maíz de alta fructuosa...

El jarabe de maíz de alta fructuosa es responsable de la epidemia de obesidad y la diabetes. Los niños o adultos jóvenes nacidos para los años 70, 80 y 90 son lo que más han sido afectados con esta epidemia.

El jarabe de maíz de alta fructuosa se introdujo en la industria de alimentos procesados para el 1980 como un reemplazo más barato a la azúcar. Los investigadores de la Universidad de Rutgers descubrieron que estas bebidas gaseosas tenían un alto nivel de **carbonilos reactivos.**

Los **carbonilos reactivos,** están asociados a daños en los tejidos y en los personas con diabetes, estos niveles están muy altos en la sangre. Este es el posible mecanismo de las muertes por infarto del corazón al dañarse el colágeno de los tejidos en las arterias, esta se llena de colesterol malo la lipoproteína A, produciendo oclusión de las arterias y produciendo los infartos. Una lata de soda, tiene cinco veces más la concentración de **carbonilos reactivos,** que la azúcar de mesa que no tiene **carbonilos reactivos.**

Los subsidios del gobierno federal (USDA) a la industria agrícola, que entre el 1995 y 2004 fue de 113.6 mil millones dólares para el maíz solamente más que el algodón, la soja y el arroz combinado.

Los nuevos casos de diabetes tipo 2 se ha duplicado en las últimas tres décadas, De acuerdo a un informe de la Asociación Americana del Corazón y publicado en la revista, "Circulation" en junio de 2006.

El por ciento de niños con problemas de sobre peso en los Estados Unidos se triplico para el 1980. La mayoría del aumento de la diabetes se presentaron en personas que eran obesas - aquellos con un índice de masa corporal de 30 o más", según el Instituto Nacional del Pulmón, Corazón y la Sangre en Framingham, Massachusetts.

Los diabéticos tienen una probabilidad del 50 % de tener un ataque cardíaco en comparación con 5 % para personas que no son diabéticos. De cada tres personas uno de ellos tiene diabetes o niveles de glucosa alterada en ayunas en Estados Unidos.

Más del 80 % de los alimento en el supermercado tienen como unos de sus ingredientes jarabe de maíz de alta fructuosa. Por ejemplo: Una botella de 20 onzas de Coca-Cola, Pepsi, Sprite o Dr. Pepper es el equivalente a consumir 17 cucharaditas de azúcar. El jarabe de maíz de alta fructuosa es el ingrediente principal después del agua carbonatada en estas bebidas.

Las mujeres que toman al menos un refresco regular por día tienen un 85 % más de probabilidades de desarrollar diabetes tipo 2 que aquellos que beben menos. Jarabe de maíz de alta fructuosa también lo tienen las bebidas de frutas, como:

Capri Sun, Sunny Delight, Snapple, Hawaiian Punch, Ocean Spray y bebidas de chocolate como Yoohoo, Té Arizona, SoBe, galletas, helados, sopas Campbell, Ketchup Heinz, salsa Ragú, Aunt Jemima Syrup, Jarabe de Hershey, yogur Breyers, salsa de barbacoa de Kraft, Conservas de frutas Smucker y la gran mayoría de los cereales para el desayuno.

Las personas que utilizan el jarabe de maíz alto en fructuosa como edulcorante se ha encontrado que incrementa los niveles de triglicéridos en 32 % comparadas con las personas que consumen azúcar de mesa, según la Universidad de Minnesota, el profesor e investigador John Bantle, "el jarabe de maíz de alta fructuosa se metaboliza de manera diferente en el cuerpo que el azúcar de mesa."

El jarabe de Maíz de alta fructuosa es un factor de riesgo en el desarrollo del síndrome metabólico. Según la Clínica Mayo, el "síndrome metabólico es un grupo de condiciones que están presente al mismo tiempo, aumentando el riesgo de enfermedad cardíaca, accidente cerebrovascular y la diabetes.

En estudios hechos con ratones por el Departamento de Agricultura de Estados Unidos. (USDA) encontraron que las dietas con alto contenido de fructuosa con que se alimentaban, los ratones de laboratorio que tenía un vida normal de dos años solo duraban cinco semana.

Los niños hispanoamericano con sobrepeso que estaban consumiendo gran cantidad de alimentos azucarados y bebidas mostraron una disminución de células beta del páncreas, un precursor de la diabetes tipo 2.

En la Universidad del Sur de California los investigadores llegaron a esa conclusión después de estudiar 63 niños hispanos con sobre peso, entre las edades de 9 a 13, y que no tenían diabetes.

Cuando se consume alimentos con azúcar las células beta en el páncreas segregan la insulina en respuesta al azúcar obtenido de los alimentos. Las células beta comienzan a funcionar con menor eficacia, y a producir menos insulina, y debido a esto entonces se produce la diabetes. Los investigadores de la Universidad del Sur de California descubrieron que el 40 % de los niños consumían refrescos y jugos azucarados.

El promedio de vida es 10 años menos en aquellos personas con diabetes que con las personas que no tiene diabetes de la misma edad. Entre las complicaciones medicas por tener diabetes están, enfermedad arterial coronaria, enfermedad vascular periférica, la ceguera, enfermedades renales y pérdida de sensibilidad en las manos y los pies.

2-3 Industria Alimentos....

Los fabricantes de alimentos pueden manipular fácilmente una población entera con los productos que hacen disponible con un precio barato. Actualmente los alimentos consumidos por los americanos crean los problemas de salud que son un gran mercado para las empresas farmacéuticas y la industria médica.

Procesado Industrial...

Hoy en día en el procesamiento industrial, se destruye los nutrientes de la comida, y hace que sea más difícil de digerir..

Además, el procesamiento industrial depende de productos que tienen un impacto negativo en nuestra salud, como el jarabe de maíz alto en fructuosa, harina blanca, aceites de granos procesados hidrogenados, reactivos sintéticos, vitaminas sintéticas y el proceso de extrusión al que se someten los cereales. Estos son los instrumentos de la industria del procesado de alimentos.

Como se procesa los Cereales envasados

Se hace una mezcla líquida con los cereales, para luego colocarlos en una máquina que se llama "extruder" (extrusion). Este proceso que consiste en dar forma a un producto (esta vez los cereales) forzándolo a través de una abertura con diseño especifico. Los cereales pasan a través de un pequeño agujero con una presión y temperatura muy altas.

Según la forma del agujero, los cereales salen en forma de pequeños círculos, copos, formas de animales, etc., que después pasa por un tubo donde se mezclan con una capa de aceite y azúcar para que el cereal siga crujiente tan pronto lo mezcle con la leche.

En el Nourished Magazine, edición del 12/2008 comenta Sally Fallon del libro "Fighting the Food Giants", Paul Stitt describe el proceso de extrusión donde este proceso destruye la mayoría de los nutrientes de los cereales. Destruye los ácidos grasos y las vitaminas que se añaden.

Los aminoácidos se convierten en tóxicos tras este proceso. El aminoácido lisina, se desnaturaliza tras el proceso de extrusión. Y de esta forma es como se hacen todos los cereales que vienen envasados, incluyendo los que se mercadean en tiendas de productos naturales.

Los beneficios para la industria de alimento que utiliza el proceso de extrusión son reducción en el costo de producción sin tener en consideración los cambios en el contenido nutricional del producto. Para las compañías de la industria de alimentos los cereales son una industria multi billonaria que ha producido grandes beneficios económicos. Solo hay que ver las góndolas de los supermercados con diferentes marcas y nombres y los anuncios a través de la televisión.

Se piensa que como tantas personas consumen en el desayuno cereales, como cuestión de seguridad deben existir estudios sobre los efectos del proceso de extrusión de cereales en humanos o animales. Pero resulta que no existe estudio alguno en la literatura científica.

Estudios...

Los únicos dos estudios son en ratas (que tienen el mismo mecanismo de digerir los alimentos como el ser humano). Uno fue explicado por Paúl Sitt que escribió acerca de un experimento, no publicado, realizado por una compañía de cereales.

A cuatro grupos de ratas se les alimentó con dietas diferentes. Un grupo (1) recibió trigo entero más agua con vitaminas sintéticas y minerales. Un segundo (2) grupo recibió trigo hinchado (un cereal sometido a extrusión) y agua con los mismos nutrientes. A un tercer grupo (3) se les dio sólo agua. A un cuarto grupo (4) sólo se le dio agua con vitaminas sintéticas y minerales.

Primer Estudio...

Resultados:

> Primer Grupo: (1) Las ratas vivieron un año
> Segundo Grupo: (2) Las ratas vivieron dos meses
> Tercer Grupo: (3) Las ratas murieron al mes
> Cuarto Grupo: (4) Las ratas murieron a la semana

Las ratas no murieron de malnutrición. Las autopsias revelaron disfunciones pancreáticas, hepáticas, renales, degeneración de los nervios de la espina dorsal y todos los síntomas de un shock de insulina. Estos resultados muestran la presencia de una sustancia muy tóxica en el trigo.

Segundo Estudio...

Para el 1960 Los investigadores de la universidad de Ann Arbor dividieron 18 ratas de laboratorio en tres grupos. Grupo uno (1) recibió copos de maíz (corn flakes) y agua, Grupo dos (2) la caja de cartón donde venían los copos de maíz y agua, y Grupo tres (3) grupo de control se le alimentó con alimentos para ratas y agua.

LAS ENFERMEDADES Y LA SALUD ENTRAN POR LA BOCA

Resultados:

Grupo uno (1):   Las ratas murieron antes que la ratas que comieron de la caja. Estas antes de morir eran esquisofrenica y se mordían unas con otras y tuvieron convulsiones.

Grupo dos (2):   Las ratas estaban letárgicas y murieron desnutridas

Grupo tres (3):   Las ratas tenían una buena salud a lo largo del estudio.

Las proteínas son muy similares a ciertas toxinas en la estructura molecular, y la presión del proceso de hinchado puede producir cambios químicos, que transformen un nutritivo cereal en una sustancia tóxica.

En Estados Unidos la USDA se da el crédito que hoy día los niños obtienen la mayoría de los nutrientes de las vitaminas (sintéticas) que se añaden a los cereales en cajas para el desayuno

Los cereales en cajas en las tiendas de productos naturales se hacen del mismo modo. Estos cereales que usan el proceso de extrusión son más peligrosos que los que se venden en los supermercados, ya que tienen niveles más alto de proteína, porque las proteínas de los cereales se desnaturalizan con el proceso de extrusión.

La Leche de vaca...

Las recomendaciones de los nutricionistas, médicos y expertos en la salud es que los productos lácteos deben ser bajos en grasa o sin grasa. Los nutrientes de la leche se destruyen cuando se empieza a procesar.

Las vacas lecheras las alimentan con granos para el que no fueron diseñadas para comer. La alimentos tiene soja, cereales, cascara de cítricos, maíz, grasa amarilla*, residuos del procesado de panadería.

---

* *Grasa Amarilla es...*

"Es un producto hecho de grasas y aceite usados en los restaurantes y de industria de alimentos procesados. La Industria en los Estado Unidos del reciclado produce aproximadamente 4 millones de toneladas de grasas y aceites no comestible al año,

Estas vacas producen una cantidad de leche que es aguada con un nivel bajo en grasa.

La leche que consume el americano viene de vaquerías industriales que es llevada en camiones tanques a las industrias lecheras. En plantas de procesar la leche no se permiten visitantes. Ya que muchas cosas pueden salir mal en estas fábricas.

En esta planta de procesar la leche se reconstruye completamente. Utilizando una centrifuga donde la leche se separa en grasa, proteínas y varios otros sólidos y líquidos. Una vez dividida la leche en diferentes productos, se reconstruye para saber los niveles de grasa apropiado para leche original, semi-descremada y descremada.

La grasa que sobra de la leche semi descremada y descremada se usa para hacer mantequilla, crema, quesos y helados. La industria de la leche prefiere mercadear leche descremada, porque con la grasa sobrante tiene más beneficios económicos.

La grasa que se saca para hacer leche descremada, se repone con leche en polvo concentrada y con esto se le da más cuerpo a la leche, para esto se utiliza altas temperaturas. Este ingrediente no aparece en la etiqueta de los ingredientes en la leche para la venta. El terminado es un producto alto en proteínas y bajo en grasas, aunque ya oxidada.

La pasteurización de la leche se consigue con temperatura de 72° C. Si la temperatura es 93° C la leche se denomina ultra-pasteurizada. La leche ultra-pasteurizada va a tener sabor a leche, pero es ineficaz y no hace falta refrigerarla y se conoce como UDH. la leche dura semanas.

Alergias a la leche...

Mucha gente, particularmente los niños, no pueden tolerar la leche que se vende en el mercado hoy día. Y se debe a que las vacas son alimentadas con una mezcla de granos y grasas amarilla cuyo sistema digestivo no puede digerir, y que luego se envía a una planta de leche

---

estos productos reciclados se usan principalmente como concentrados de energía en los alimentos del ganado, cerdo y aves. Estos aceites son Trans y Omega 6."

para dividirla en diferentes productos y luego rehacerla como si fuera una leche fresca acabada de salir de la vaqueria. Pero los ingredientes proteicos de la leche cruda protegen ante los patógenos, fortalece el sistema inmunologico y transporta los nutrientes. (alimentada con pasto verde)

Sin embargo, al igual que las proteínas de los cereales, las proteínas de la leche son moléculas complejas que son muy débiles. Con la pasteurización destruye y desnaturaliza estas proteínas. Cuando se consume leche pasteurizada, el cuerpo del niño no tiene las enzimas que requiere y entonces responde con una reacción inmunitaria en lugar de recibir un alimento puro.

El lema de promoción de la industria de leche, de que **"crea huesos fuertes, fortalece el sistema nervioso y órganos saludables"** no se consigue con la leche pasteurizada, ya que esto se logra con la leche cruda y esto se pudo probar con estudios en los años 30 y 40 que mostraron la superioridad de la leche cruda respecto a la pasteurizada.

Y esta leche cruda hoy día se puede conseguir de leche orgánica de vacas alimentadas con pasto verde y que no están pasteurizadas.

Además la leche pasa a través de un pequeño agujero a altas presiones, provocando que se formen muchos nitritos y estos nitritos hace que se oxide el colesterol de la leche.

No se tiene que preocupar por el colesterol natural en su comida; pero no ocurre lo mismo con el colesterol oxidado. El colesterol oxidado (Lipoproteína A) contribuye a la formación de placas en las arterias que se le conoce también como arteriosclerosis.

Cuando consume leche descremada pensando que le ayudará a evitar enfermedades cardíacas está justamente iniciándolas gracias al colesterol oxidado en la leche procesada.

Concentrado de jugo de china o naranja (Orange)...

El jugo de china aparenta ser el desayuno saludable. Una cita en el "Processed and Prepared Foods Magazine" indica que la planta de procesar jugo de china es totalmente automática ya que puede procesar 1,800 toneladas de chinas al día para producir concentrado congelado, jugo concentrado, aceite de la cascara y comida para el ganado

Durante el procesado la china se introduce entera en la máquina. Se añaden enzimas para sacar aceite de la cáscara. Las cosechas de chinas se fumigan con pesticidas, estos pesticida tienen sustancias que son inhibidores de Colinesterasa.

Cuando se exprimen las chinas, todos los pesticidas se trasfieren al concentrado del jugo. Los restos secos de cascara se transforman en peles (la forma en que la cascaras es comprimida) para alimentar el ganado y que siguen cargados de inhibidores de colinesterasa y de fosfatos. Mark Purdey en Inglaterra ha mostrado que esas neurotoxinas están relacionadas con la "Enfermedad de las Vacas Locas" (Bovine Spongiform Encephalitis or BSE).

El uso de fosfatos en los alimento de granos que es una de las causas de la degeneración de su cerebro y sistema nervioso. Y si es dañino para las vacas, también lo será para los humanos.

Estudio realizadó en Hawaii encontró que el consumo de fruta y de concentrados de jugos de frutos era el primer factor dietético en la aparición del Alzhéimer.

Los investigadores dicen que el culpable son los pesticidas que se usan para fumigar las fruta y luego pasado a los concentrados de frutas, debido a las modernas técnicas de procesar la fruta que se usa la fruta completa con la cascara donde se concentra los pesticida.

Se ha encontrado que la bacteria e.coli en la china(naranja) es resistente a la presión y que sobrevive a la pasteurización. Por tanto, el riesgo de contaminación es alto en los jugos concentrados pasteurizados.

Un estudio, probó la actividad mutagénica del jugo de china tratado con calor e hidrolizado con ácido. Los investigadores creen que el calor genera compuestos intermediarios, dan lugar a una alta mutageneidad y citotoxicidad.

Entonces podríamos decir que el jugo de china contiene compuestos cancerígenos. Otro estudio, se descubrió fracciones muta génicas de jugo de china mediante filtrado con gel y cromatografía líquida de alta resolución.

Otras investigaciones demostraron lo tóxicos y dañinos que son estos concentrados de jugos para la salud. Encontraron que las ratas tenían más deterioro dental con los jugos comerciales que lo que tenían con los refrescos cargados de azúcar.

Sabores artificiales en comparación con caldos naturales...

En el pasado se usaban huesos para hacer caldo. Estos caldos contienen minerales y otros nutrientes incluyendo gelatina, que ayudan la digestión, además de impartir aromas deliciosos a la comida. Antes de aparecer las comidas procesadas, los caldo se preparaban con huesos de res, pollo o pescado, y lo utilizábamos en la preparación de sopas y salsas.

Hoy día las sopas procesadas contienen sabores artificiales que imitan al de la carne, y esto se debe a el alto costo para la industria hacer caldo naturales, donde el consumidor perdió una importante fuente de minerales de su dieta. El efecto espesante de la gelatina se sustituye con una combinación aceite y agua, y de esta forma se pierden sus beneficios nutritivos.

Sabores artificiales, proteína hidrolizada y MSG...

La investigación sobre la gelatina y los caldos naturales finalizó en los años 50 cuando la industria de alimentos procesados descubrió cómo producir sabores iguales a la carne en el laboratorio.

El glutamato mono sódico (MSG), un aditivo alimentario que los japoneses inventaron en 1908 para realzar el sabor de los alimentos, incluyendo sabores semejantes a la carne. Los humanos tenemos receptores para el glutamato en la lengua, es la proteína de la comida que los humanos reconocen como carne.

El ácido glutámico (MSG)tiene resultados muy diferente en el cuerpo humano que el ácido glutámico natural de la comida. Y son dañinos, especialmente para el sistema nervioso. Cualquier proteína se puede hidrolizar para producir una base de MSG, pero normalmente se utiliza la soja.

Cuando la industria descubrió cómo imitar el sabor de la carne en laboratorio usando proteínas baratas de cereales y legumbres, se abrió la puerta para un montón de nuevos productos como cubitos para hacer caldo, sopas deshidratadas, comidas preparadas, mezclas de salsas y condimentos con sabor a carne.

La industria de la comida rápida no puede existir sin el MSG y otros sabores artificiales de carne para hacer salsas y mezclas de especies que consiguen que el consumidor coma comida insípida y sin sabor. Las salsas de la comida procesada son básicamente MSG, agua, espesantes, aceite y agua combinada y algún colorante de caramelo (jarabe de maíz). Se engaña al paladar para que piense que está comiendo algo nutritivo, cuando lo único que recibe son sustancias muy tóxicas.

La llamada "sopa casera" de la mayoría de los restaurantes se hace normalmente añadiendo agua a una base de sopa o de cubitos de caldo y añadiendo otros ingredientes como verduras picadas.

Incluso las salsas de los mariscos se elaboran con estos sabores artificiales. La industria encuentra demasiado costoso utilizar un poco de ajo y cebolla para dar sabor, por tanto, sólo utiliza únicamente sabores artificiales en su lugar. La mayoría de las comidas vegetarianas usan estos sabores artificiales.

La lista de ingredientes en "hamburgue" vegetales, tocinetas, salchichas, etc incluye proteína hidrolizada y otros sabores "naturales". Las alimentos derivados de la soja contienen grandes cantidades de MSG, originadas durante el procesamiento.

El MSG también se forma durante el pulverizado de la leche, por tanto, se encuentra en la leche descremada puesto que se le añaden leche en polvo a la leche descremada.

Etiquetado de MSG...

Los tres aditivos más tóxicos en nuestra cadena alimenticia son el MSG, la proteína hidrolizada y el edulcorante aspartamo, y los dos primeros se encuentran en todas las salsas de "sabores naturales". Cualquier cosa que compres con especies o sabores naturales contiene MSG

La industria de alimentos procesados evita listar el MSG en la etiqueta de las mezclas de especies, y si la mezcla contiene menos de 50% de MSG, no hace falta ponerlo en la etiqueta y están protegidos por la USDA.

Trastornos de salud derivados del MSG...

La industria conoce desde hace mucho tiempo los problemas de salud derivados del MSG. Durante un experimento en 1957 los gatos a los que se les administraba MSG se volvieron ciegos y obesos.

En 1969, se encontraron lesiones producidas por MSG en la región del hipotálamo del cerebro. Estudios posteriores apuntaban todos en la misma dirección.

Tenemos un incremento de casos de Alzheimer, cáncer de cerebro, esclerosis múltiple y enfermedades del sistema nervioso, y uno de las principales razones son los sabores artificiales que se añaden a los alimentos. MSG también está asociado a un comportamiento violento.

Lo más sorprendente es que MSG causa obesidad. En experimentos sobre la obesidad realizados con ratas de laboratorio, los científicos indujeron obesidad al alimentar a los animales con MSG.

El 95% de todas las comidas procesadas contienen MSG, y a finales de los años 50 incluso se añadió a las comidas de los bebés. Después de varios debates en el congreso americano, la industria de alimentos procesados había quitado la palabra de MSG de la etiqueta de la comida para niños, pero realmente no lo quitaron. Simplemente lo cambiaron de nombre: a proteína hidrolizada. Recomiendo que todo el mundo lea el libro Exitoxinas del doctor Russell Blaylock.

Describe como las células nerviosas se desintegran o encogen en presencia del ácido glutámico (glutamato), que traspasa la barrera cerebral.

El glutamato del MSG pasa directamente de la boca al cerebro. Algunos investigadores creen que el aumento de violencia en este país, no se debe al azúcar sino al incremento del uso del MSG en la alimentación, y particularmente porque se añadió en grandes cantidades en la comida de los bebés.

Aceites y grasas...

El procesado del aceite comienza con la extracción de aceite de las semillas, un proceso que requiere altas temperaturas y presión, e implica frecuentemente el uso de un solvente, el hexano (ya aqui estan oxidados los aceites)

Estos aceites también contienen gran cantidad de pesticidas. Los pasos de estos aceite, que incluye el procesado, incluyen refinamiento caústico, blanqueamiento con sustancias cloradas, desodorización, filtrado y eliminación de sustancias saturadas para hacer los aceites más líquidos.

La mayoría de estas sustancias implican calor y producen sustancias tóxicas denominadas radicales libres. Los radicales libres producen cáncer. Cuando cocinamos con estos aceites, se forman más radicales libres. Estos aceites vegetales que parecen limpios y no huelen, han sido completamente desnaturalizados y son carcinógeno.

Margarina...

Se endurecen los aceites vegetales para hacer margarina. Para ello, el aceite se extrae a alta temperatura, presión y la fracción que permanece se extrae con solventes de hexano.

El aceite obtenido se limpia con vapor, un proceso que elimina las vitaminas y los antioxidantes, pero los solventes y los pesticidas permanecen. Estos aceites se mezclan entonces con un catalizador de níquel y se introducen en un reactor a una alta presión y temperatura.

En el reactor se introduce líquido, pero lo que se obtiene es un sólido que se asemeja a una pasta grisácea y tiene mal olor. Se le añaden una combinación de aceite y agua para deshacer los grumos. El producto se limpia una segunda vez con vapor para quitar el horrible olor.

Entonces se blanquea con cloro para quitar el color gris. Para hacer margarina añaden sabores artificiales y vitaminas sintéticas. El mercadeo de las compañías es promocionar los como un alimento saludable.

Grasas trans saturadas en aceites hidrogenados...

Las grasas trans saturadas son el tipo de moléculas de grasa producidas por el proceso de "hidrogenación parcial" que reajusta los átomos de hidrógeno en ácidos no saturados para producir grasa sólida a temperatura ambiente. Los ácidos grasos saturados naturales son moléculas con estructuras derechas que se almacenan juntas fácilmente y que tienden a ser sólidas a temperatura ambiente. Nuestras membranas celulares están compuestas de millones de ácidos grasos.

Durante el proceso de hidrogenación parcial, uno de los átomos de hidrógeno del par se mueve al otro lado de la molécula, formando un ácido transaturado, como ácido elaico -trans significa atravesado. Esto provoca que las moléculas se enderecen, y así se almacenen fácilmente formando grasa sólida a temperatura ambiente.

Desafortunadamente, cuando estos ácidos transaturados se incorporan a las membranas celulares, les faltan los pares de hidrógenos necesarios para que ocurran reacciones químicas. El resultado es caos y disfunción a nivel celular.

El margen de beneficios económicos de las margarinas con respecto a la mantequilla es muy elevado. Se puede decir que toda la comida procesada contiene ácidos trans saturados. Están en todas las papas fritas, galletas, pan, etc. Antes las papas se freían en manteca animal, ahora se utiliza aceite de soja parcialmente hidrogenado. Antes cuando hacían postres, al menos contenían mantequilla, huevo, crema, nueces y otros ingredientes saludables.

Pero ahora la industria puede imitar la mantequilla, los huevos y la crema, por lo que la mayoría de los postres están compuestos principalmente de jarabe de maíz alta en fructosa, aceites parcialmente hidrogenados y una larga lista de ingredientes artificiales.

Problemas con los aceites hidrogenados...

Muchas enfermedades se han asociado con el consumo de grasas hidrogenadas, como enfermedades coronarias, cáncer, problemas digestivos y degeneración de tendones y articulaciones (por eso tenemos tantas roturas de cadera hoy en día).

Las grasas hidrogenadas (transaturadas) se asocian con las enfermedades autoinmunes, problemas cutáneos, así como problemas de crecimiento y dificultades de aprendizaje en los niños.

La única razón por la que ingerimos estas grasas es porque nos han contado que la mayoría de las otras grasas y aceites, grasa animal, mantequilla, tocino, aceites de palma y coco son malos para nuestra salud y nos causan problemas cardíacos. Este mensaje es únicamente propaganda industrial para que compremos sustitutos.

Sabemos por los estudios de animales que si se continúa con una dieta deficiente durante 3 generaciones, la reproducción cesa. Justamente lo que estamos experimentando hoy en día. Alrededor del 25% de las parejas no son fértiles.

Lo que dicen las etiquetas de alimentos y lo que la FDA acepta..

Muy a menudo, las personas con las mejores intenciones no se dan cuenta que al menos de que lean toda la etiqueta, no podrán tener una idea real de los ingredientes incluidos en el producto. Incluso, usted tiene que saber cómo interpretar lo que dice la etiqueta para estar absolutamente seguro de que realmente está comprando lo que quiere."

Para mas información sobre el Etiquetado de alimentos, visitar:

http://www.mercola.com

Por otro lado no todo lo que diga que es natural es natural. Según el FDA, un producto natural organico, en la descripción de su etiqueta, solo necesita que sus ingredientes sean un 80 % organicos. Pero aun asi contienen un 20 % inorgánico y no naturales que contamina el producto completamente y de esta forma dejan de ser naturales e organicos. La realidad es que el FDA solo le interesa que el producto tenga la información nutricional este correcta o no.

El mercadeo de alimentos para niños es un ejemplo perfecto...

Se investigó el etiquetado de los productos empaquetados para niños en el 2010 encontraron que el 84 por ciento de estos productos anunciados como "saludables para niños" no cumplían con los estándares básicos nutricionales. Para mas información sobre el etiquetado en productos para niños, visitar "El Instituto de Prevencion"

www.preventioninstitute.org/component/jlibrary/article/
id-293/127.html

Y la próxima vez que vea la palabra "cero grasas trans" en la etiqueta de un producto, "no lo crea" A los fabricantes se les permite el uso de ese término siempre y cuando dicho producto contenga menos de 0.5 gramos por porción.

Aun asi, si tiene que usar más de una porcion del producto ya es una grasa trans. Vea en la lista de los ingredientes y busque si dicho producto contiene aceites hidrogenados o parcialmente hidrogenados, si lo tiene son grasa trans.

Sin embargo, las grandes empresas están sacando provecho de su deseo de mantenerse saludable al hacerle creer que puede comer biscocho, galletas, helado y papas fritas sin sentirse culpable porque son "orgánicas".

El mismo engaño está empezando a suceder con la palabra "local". Cómo local es cultivado en:

- su ciudad!!
- en su estado!!
- en su país!!

El término local es otro de los términos no regulados, utilizado por anuncios inteligentes para aumentar las ventas. Sin haber visitado la granja, es difícil saber lo que en realidad es "local".

Algunos estados regulan las declaraciones geográficas, pero no son muchos. Por ejemplo, en Vermont, un producto etiquetado con el término "local" debe provenir de un lugar de no más de 30 millas de donde se vende.

Y en California, los agricultores que venden sus vegetales a través de los Mercados de Agricultores de California deben cultivar sus vegetales en el estado de California, lo que puede ser de una distancia de 5 a 400 millas. Y es importante darse cuenta que ni el término "local" ni "orgánico" revelan nada acerca del tamaño, sostenibilidad o explotación humana en la granja.

Los Aditivos que Deben Ser Eliminados...

En 1958, el congresista James Delaney de Nueva York, autor de la enmienda a la Alimentación, los Medicamentos de 1938 Delana Clause, manifestó lo siguiente:

"...La Secretaria de Administración de Alimentos y Medicamentos (FDA) no debería aprobar el uso de ningún aditivo químico en los alimentos ya que se encontró que induce el cáncer en los hombres, o que después de algunas pruebas, muestre que causan cáncer en animales."

Uno de los problemas es que los aditivos que eran "GRAS" (Generalmente Considerados como Seguros por sus siglas en ingles) antes de esta enmienda eran permitidos - y algunos de ellos ahora son conocidos por ser cancerígenos.

Los siguientes son ejemplos de aditivos alimenticios que debe ver en la lista de ingredientes:

- MSG—un potenciador de sabor, este agente es una neurotoxina potente que puede causar desde migraña hasta Parkinson o Alzheimer; se encuentra escondido en una gran cantidad de ingredientes incluyendo levadura, glutamato, proteína de

textura, gelatina, sabores naturales, malta de cebada y salsa de soya entre otros.
- Nitrito de sodio y nitrato - conservador agregado a las carnes procesadas que es cancerígeno.
- BHA y BHT - conservadores agregados a los alimentos procesados, también vinculados con el cáncer.
- Bromato de potasio—agregado a muchas harinas blancas y productos de panadería, es un interruptor endocrino que daña la tiroides y puede causar problemas psiquiátricos y cardiacos, la mayoría de los países lo han prohibido, a excepción de Japón y Estados Unidos.
- Colorantes comunes de alimentos - tal el caso del Rojo Cítrico 2, utilizado para teñir las naranjas al color naranja... a menos que compre naranjas orgánicas. Como la mayoría de los colorantes FD&C, este colorante también se deriva del alquitrán de hulla, que es un carcinógeno humano. Si usted ralla una naranja no orgánica, podría consumir este colorante.

Un Pequeño Resumen Sobre el Etiquetado de los Alimentos Genéticamente Modificados (GMO):

Hasta que podamos tener una ley de etiquetado para los alimentos genéticamente modificados, la única manera de asegurarnos de que un alimento no sea Genéticamente Modificados es mediante la declaración de ese término sobre la etiqueta, o que cuente con el sello oficial Orgánico de la USDA.

Y aunque esto ya no es una certeza debido a la contaminación generalizada de las semillas. Por ejemplo, la posibilidad de comprar una papaya hawaiana que son genéticamente modificada es de un 50 por ciento—incluso si compra una que sea certificada orgánica, puede ser GMO.

La idea de poder identificar los vegetales genéticamente modificados a través de su código PLU, es un mito, que Jeffrey Smith disipa completamente en su artículo del Huffington Post del 2010, para mas información visitar:

www.huffingtonpost.com/jeffrey-smith/plu-codes-do-not-indicate_b_473088.html?

Puede descargar su <u>Guía de Compras de Alimentos NO- GMO</u> del Instituto de Tecnología Responsable. Visitando a:

www.nongmoshoppingguide.com

No existen respuestas fáciles a la hora de descifrar las etiquetas de los alimentos, pero si existen estrategias simples que pueden ayudarle a entender lo que debería estar consumiendo, como:

- Evitar alimentos empacadas o procesados
- Elegir los alimentos enteros
- Buscar alimentos sanos por toda la tienda
- Preparar sus alimentos en casa

Esto se reduce a un cambio de mentalidad -- elija comer alimentos "reales" que estén mínimamente procesados y alterados—como los vegetales frescos, carnes y huevos orgánicos. Mejor aún, elija alimentos que estén cultivados y humanamente cerca de su localidad. Compre en los mercados locales e intente conocer a los agricultores personalmente.

Aquí están algunos recursos para encontrar alimentos enteros que lo ayuden a usted y al medio ambiente:

<u>Guía para Comer Bien: Alimentos Entero de Animales Sanos</u>:

Esta guía es un directorio gratuito de carne de animales, res, pollo, lácteos, huevos, de granjas, tiendas, restaurantes, hoteles, y en internet. Dentro de los Estados Unidos y Canadá, para mas información visitar:

(<u>www.eatwellguide.org/i.php?pd=home</u>)

<u>Comunidad Involucrada en el Mantenimiento de la Agricultura</u>:

La comunidad involucrada en la agricultura sustentable y a promover los productos de los agricultores locales, para mas información visitar:

<u>www.buylocalfood.org</u>

FoodRoutes:

Es un mapa que le ayuda a encontrar agricultores de su área. Es un mapa interactivo, puede encontrar una lista de agricultores locales, CSAs y mercados de productos orgánicos cerca de usted. Para mas información visitar: www.foodroutes.org

Local Harvest:

Es otra base de información en alimentos orgánicos frescos y cultivados cerca de usted. Mas información visitar:

www.localharvest.org

2-4 Industria Farmacéutica...

Henry Gadsden, director de la compañía Merck hace uno 30 años atrás, comento a la revista "Fortune," y dijo "que su sueño era producir medicamentos para personas sanas y así vender a todas las personas en el mundo" en otras palabras es convertirnos en enfermos de lo que sea para lograr un uso compulsivo y masivo de medicamentos.

La gran mayoría de las enfermedades que son crónicas tienen cura, la estrategia consiste en tener enfermos crónicos que tengan que consumir todo tipo de productos paliativos, es decir, para tratar solo síntomas, medicamentos para aliviar el dolor, bajar fiebre, disminuir la inflamación, bajar la presión arterial, reducir el colesterol y otras pero nunca medicinas que puedan resolver una enfermedad.

Porque esto no es rentable ya que a las farmacéuticas no les interesa curar las enfermedades, esto lo saben los políticos poderosos, pero las farmacéuticas compran su silencio, financiando sus campañas electorales (esto es legal).

Richard Roberts premio Nobel de Medicina en 1993, hizo críticas sobre el "Lobby" que hacían las farmacéuticas con la idea de conseguir más negocio. La Pfizer gasto en este mecanismo $6 millones, Merck más de $1.5 millones y Lilly $3 Millones.

La industria total farmacéutica gastó en cabildeo "Lobby" más $240 Millones en 2011 y registró más 1,500 grupos de cabildeo (lobby), mientras que las empresas de biotecnología y de sus grupos comerciales gastaron más de $ 126 millones y los fabricantes de dispositivos y de sus grupos comerciales gastaron más de $ 86 millones de acuerdo con el "Center for Responsive Politics", las farmaceuticas son la industria más rentable del mundo con ventas anuales de más de $600,000 millones.

El análisis también mostró que estas industrias eran generosos con sus contribuciones a la campaña, dando cerca de $6.3 millones a 70 legisladores que han servido en los comités pertinentes a partir de 2009 hasta el 2011.

Y los gobiernos son uno de los principales cliente porque compran en grandes cantidades los medicamentos como por ejemplo las compra billonaria que se hicieron para la epidemia porcina y las gripe A.

El programa VFC compra las vacunas, desde el fabricante de la vacuna. Las vacunas se distribuyen a los departamentos de salud estatales, territoriales y los organismos de salud pública. A su vez, los niños que normalmente no pueden costear las vacunas son inyectado sin costo alguno."

El margen de benéficos al año de las farmacéuticas es el más grande que cualquier otro sector, su beneficio es de un 16-18% anual, si lo compara con otras industrias como la banca que tiene un beneficio de un 15 % anual, las multinacionales como Coca Cola y McDonald que ganan de un 3 a 4 %, sin lugar a dudas el negocio de la salud es un tremendo negocio.

La mitad de las compañías farmacéuticas más grande están en Europa. En el 2002, las 10 compañías de mayores ventas eran las Americanas: Pfizer, Merck, Johnson & Johnson, Bristol-Meyers Squibb y Wyeth, las compañías británicas GlaxoSmithKline y AstraZeneca, las compañías suizas Novartis y Roche y la compañía francesa Aventis que luego se consolido (2004) con otro grupo francés, Sanofi Synthelabo.

Todas tiene un mecanismo parecido, todas aumentan los precios de sus medicamentos en el mercado americano que en el resto del mundo debido a que en Estados Unidos no controlamos precios mientras que la mayoría de los demás países si lo hacen.

Otra beneficio económico para la industria farmacéutica, fue el programa de medicamentos para Medicare que se aprobó en el 2003 y se implemento en el 2006, pues no deja que el gobierno negocie los precios de los medicamentos con las farmacéuticas sin que se le pueda cuestionar ya que todo lo relacionado con el Medicare tiene que pasar por el manejo político del Congreso.

Y a pesar que el Medicare es una agencia Federal, no se aplica de la misma forma a otra agencia federal como es el Departamento de Veteranos, esta agencia si hace negocio con las farmacéuticas para los precios de los medicamentos.

Las farmacéuticas han estado poniendo obstáculos sistemáticamente a la prevención y erradicación de las enfermedades. Para cometer estos delitos, la industria farmacéutica se sirven de grandes ejecutores y cómplices en el mundo de la ciencia, la médica, los medios de comunicación y la política.

Para disimular este fraude, las farmacéuticas gastan el doble de dinero en ocultarlo que en investigación sobre terapias futuras. Y los nuevos fármacos no se investigan porque exista detrás la intención real de ayudar a quienes sufren sino porque proporcionan grandes beneficios.

Para que tenga una idea del fraude científico de las medicinas patentadas, el 75 % de las medicina patentadas consiguieron la aprobación del FDA a pesar de que no ofrecían un nuevo uso terapéutico y aun así reciben una exclusividad por otros 15 a 17 años.

Las farmacéuticas no están interesadas en curarle, sino que son paliativos de los síntomas que hacen que te sientas bien, pero si sacarle el dinero, las investigaciones de medicinas es hacia aquellas que no lo curan todo y si para mantener las enfermedades que lo hacen experimentar una mejoría que desaparece cuando dejan de tomar el medicamento

Efectividad de los tratamientos médicos

La revista británica British Journal, ha publicado una investigación titulada "Clinical Evidence" ayuda a las personas a tomar decisiones sobre sus tratamientos a seguir y donde se se analizaron 2,500 tratamientos y que de estos él:

13% son beneficioso (325 de los 2,500)
23% pueden ser algo beneficioso
8% entre beneficiosos
6% poco probable que sean beneficioso
4% son ineficaces y dañinos
46% restante no se sabe nada

Y todavía la FDA, La Administración de Droga y Alimentos, la compañías farmacéuticas y los médicos reclaman pruebas científicas para aquellos productos naturales o alternativos que ayudan a combatir condiciones medicas, cuando el 87% de los tratamientos con medicinas no están científicamente respaldados.

Otras conclusiones incongruentes de estudios analizados...

Las estadísticas han demostrado que aquellos que consumen suplementos vitamínicos tiene más posibilidades de morir por una descarga eléctrica o una picada de abeja, que por consumir vitaminas.

De 815 estudios sobre vitaminas que se consideraron para el meta-análisis, los investigadores seleccionaron 67 de ellos para su análisis en 2007 y publicado en JAMA.

El meta -análisis incluía 20 pruebas donde se utilizaron personas sanas y 47 estudios donde se utilizaron personas enfermas y que tambien consumian vitaminas. Las personas consumian suplementos antioxidantes, como vitamina A,C,E, betacaroteno y selenio.

Las dosis de suplementos utilizadas en distintas pruebas para el análisis eran significativamente diferentes. Por ejemplo, la vitamina E se administraba en dosis de 10 IU y de 500 IU al día.

De forma similar, la vitamina A se administraba en cantidades de 1333 IU a diario (la CDR es de 2.333 IU para las mujeres y de 3.000 IU para los hombres) y en dosis de 20.000 IU (muy superiores al límite superior tolerable de 10.000 IU). Se sabe que las mega-dosis de vitamina A, si se toman durante un largo periodo de tiempo, pueden causar efectos secundarios. A este respecto, es todavía peor el hecho de que la duración de la toma de suplementos variaba de forma considerable: en algunas pruebas era de 28 días y en otras de 12 años. "Llegaron a la conclusion de que las vitaminas A,E y betacaroteno aumentaban el riesgo de mortalida en un 16%.

Este meta-análisis de JAMA a levantado críticas de los científicos y nutricionistas. Como consecuencia, los investigadores admitieron más tarde que su informacion contenía errores y luego JAMA publicó las correcciones del mismo, pero este no se le dio la cobertura mediática, y se prestó poca importancia a este hecho que la publicacion original.

Lo que si debe conocer usted, es la diferencia de un estudio clinico y que es un meta análisis El estudio clínico consiste de unas pruebas cientificas para conocer cómo afecta un tratamiento a las personas. mientras que un meta-análisis es una evaluación estadística de los datos obtenidos a partir de varios estudios ya existentes y deliberadamente seleccionados a su conveniencia, recopilado y presentado como un trabajo independiente. Este meta-análisis publicado en JAMA no es un estudio clinico.

Otro ejemplo de la utilizacion de los medios de comunicacion para desinformar al pueblo y a la vez meter miedo sobre el uso de suplementos nutricionales, fue que las vitaminas E causan cancer de la prostata.

Y utilizando AP (Associate Press) la AMA se vale de Lindsey Tanner como periodista especializada en noticias medicas (una fuente independiente) para que lleve la noticia y si puede notar en el avance de prensa, no se da detalles de que tipo de vitamina E se utilizo (se utilizo Vitamina E sintetica)y como se llevo el estudio.

"Pastillas de vitamina E vinculada con el riesgo de cáncer de próstata"

CHICAGO (AP) - "Hay más evidencia que indica que tomar pastillas de vitamina E puede ser riesgoso. Un estudio que dio seguimiento a hombres que tomaron dosis altas de vitamina E durante unos cinco años, encontró que tenían un riesgo ligeramente mayor de cáncer de próstata - incluso después de dejar de tomar las píldoras." Para mas información vistar "Prensa Asociada" (AP) 11 de octubre 2011.

Por otro lado..

Algunas de las terapias están muy lejos de ser convincentes. Por ejemplo la quimioterapia con ventas de más de 13,000 millones de dólares, tienen un 2% de sobre vivencia a 5 años.

A nivel global de todos las canceres, los investigadores establecen que la quimioterapia a larga la supervivencia de los adultos en Estados Unidos en un 2.1%.

Para que pueda ver como se manejan los resultados de manera que los pacientes se crean que recibe un tratamiento con grande probabilidades de una cura significativa, y esto lo hacen presentando la data como si fuera una "reducción de riesgo" en lugar de un beneficio de "supervivencia absoluta.

Por ejemplo:

Si un tratamiento reduce la posibilidades de una recaída de un paciente de un 4% a un 2% esta data se expresa en una reducción de 50% y a base de esto números es verdad. Pero el paciente no entiende que su tratamiento solo le ofrece una reducción de un 2% y no un 50% en un beneficio de supervivencia absoluta.

Lo quiere decir que solamente 2 personas de 100 pueden tener éxito, pero 98 persona mueren. (Ver gráfica)

Y los por cientos que ellos reclaman de cura del cáncer están basados en canceres de malignidades menos comunes. Otro tratamiento son las estatinas con ventas de 30,000 millones de dólares con un 17% de reducción de eventos coronarios pero con un costo en efectos secundarios de un 25% de síntomas musculares. Solo 17 personas de 100 pueden no tener eventos coronarios y 83 personas van a experimentar eventos coronarios.

Ver la siguiente gráfica.

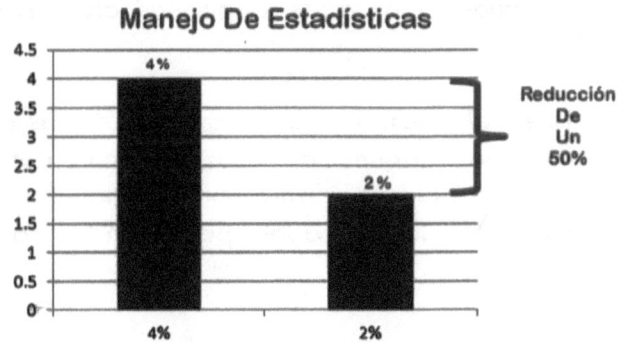

El descubrimiento del fraude sobre el colesterol.

Estudio realizado con Vytorin, un medicamento recetado para reducir el colesterol, se encontró que este medicamento es incapaz de reducir la formación de placas en las arterias, pero se encontro que el Vytorin duplicó la formación de placa y incremento el número de ataques cardíacos e infarto cerebral.

En estudio con 720 pacientes con altos niveles de colesterol en la sangre se les analizó los efectos de Vytorin (que es una combinación de Zocor, estatina que inhibe la producción de colesterol en el hígado, y Zetia, un fármaco que inhibe la absorción del colesterol en el intestino).

El Vytorin redujo los niveles de colesterol en sangre en un 20% más que Zocor solo, no mostró ningún efecto beneficioso en la reducción de las cardiopatías, al contrario las empeoró. Esto se debe a que el colesterol alto es un síntoma, pero no la causa de las cardiopatías. El colesterol aumenta debido a un daño o desgarramiento de la pared de las arterias del corazón y la necesidad de su reparación biológica.

La causa más frecuente de dicho debilitamiento es una deficiente producción de colágeno, el material que forma las paredes de vasos sanguíneos, a causa de un consumo insuficiente de micro nutrientes en nuestra alimentación, como la vitamina C, lisina, vitamina B6, cobre, etc.

Si no se alimenta optimamente con estos nutrientes, el colesterol oxidado empieza a depositarse en la arterías debido a daños en la pared interna de la arteria por falta de colágeno, lo que a largo tiempo provoca tapones en los vasos sanguíneos, ataques cardíacos y infarto cerebral.

La teoría basada en el colesterol como causante de las cardiopatías explica por qué sufrimos ataques cardíacos, pero no en otros órganos, por qué las arterias se bloquean, pero no las venas, Esta teoría solo sirve como herramienta de mercadeo para vender fármacos que reducen el colesterol.

Puesto que el colesterol no puede ser la causa primaria de las cardiopatías, reducirlo sin mejorar la producción de colágeno ni restablecer la salud de las paredes arteriales no podrá evitar las cardiopatia

Nutrientes que ayudan al funcionamiento de los vasos sanguíneos puede reducir eficazmente los niveles de colesterol en la sangre. Esto no solo incluye el colesterol LDL, sino también su tipo más aterogénico, la Lipoproteína-A. Ya que se trata la causa, no un síntoma de la cardiopatía.

Merck y Shering-Plough, retrasaron dos años la publicación de los resultados del estudio de Vytorin y la razón para este atraso fue el dinero. Uno de los componentes de Vytorin, una estatina comercializada con el nombre de Zocor, estaba a punto de perder su patente en junio de 2006., los fabricantes confiaban en que un estudio que mostrara resultados positivos con una combinación de Zocor y Zetia (es decir, Vytorin) pudiera servir para prorrogar la patente de Zocor.

Desgraciadamente para la industria farmacéutica, los resultado del estudio realizado en el 2006 fueron un fracaso, y Merck y

Shering-Plough se sirvieron de distintas excusas durante dos años para no revelar los datos al público o a los medicos.

Hay que recordar que el FDA solo requiere dos estudios clinicos que demuestren su efectividad comparado con el placebo para que el producto sometido sea a probado aunque tenga cincuenta estudios que no demostraron efectividad versus el placebo.

Estos estudios lo hace la compañía farmaceutica que somete el nuevo producto, luego somete la data al FDA para que un comite evalue los resultados y estos deciden si lo a prueban o no.

Durante ese tiempo se siguió mercadeando el Vytorin. En esos dos años Vytorin reportó a Merck y Shering-Plough unos ingresos de más de tres mil millones de dólares. Y aun más, Merck encontró una forma de seguir rentabilizando Zocor, ya que no podía renovar la patente, dar la fórmula de Zocor a una empresa en la India, Dr. Reddy's Laboratories Ltd, y concederle la licencia para hacer un genérico autorizado a cambio de un porcentaje de los ingresos.

La mayoría de médicos, compañías farmacéuticas, enfermos y personas dedicadas a la industria médica creen fielmente este eslogan. "El principal y primer indicativo del desarrollo de enfermedad cardiovascular es el estrechamiento y endurecimiento de arterias debido a la placa acumulada, y esto es lo que denominamos arteriosclerosis."

Historia del Colesterol...

Los anuncios en la TV, las revistas, los diarios, la propaganda que nos inunda, nos desinforma y también los médicos de práctica privada nos han hecho creer que el colesterol es un asesino y han conseguido que las personas sanas y enfermas estén sumamente preocupado por los niveles de colesterol en la sangre.

El exceso de colesterol "malo" ha pasado en apenas unas décadas de factor de riesgo cardiovascular a poco menos que una enfermedad en sí misma que debe ser tratada casi de forma crónica con medicinas para reducir o controlar su nivel en sangre. Esto es una estrategia de las multinacionales farmacéuticas para vender más productos inútiles.

Esta maquinaria está en marcha y no hay quien la detenga. Con los niveles de colesterol mínimos absurdamente aceptados, "que importa lo que digan los investigadores independientes de las farmaceuticas", (los que no son pagados por las compañías) nadie le puede impedir ya que más de 3,000 millones de dólares anuales en publicidad directa de medicinas y enfermedades que se gastan la industria farmacéutica en Estados Unidos logran alcanzar su objetivo., hacerle creer a la gente sana que está enferma.

El Dr. Malcolm Kendricks, médico investigador inglés con más de 25 años de práctica, publico un libro en enero de 2007 títulado, "The Great Cholesterol Con".

Dice y cito:

"Un riesgo aumentado de un problema cardíaco, la práctica médica es usar el estándar que es administrar un medicamento, y ese es las estatinas para bajar los niveles del colesterol total malo, el LDL, o colesterol de baja densidad. Ya que el colesterol es muy dañino tenerlo. Muchos han estado tomando estatinas desde hace muchos años, a un costo que no sólo causa un impacto en la economía familiar sino un impacto aun mayor a la salud."

El presidente del Comité de Nutrición de la Asociación Norteamericana del Corazón, ahora admite que una dieta muy baja en grasas puede ser perjudicial para mucha personas.

La Asociación Americana del Corazón está admitiendo ahora que, "Que el **colesterol bajo** podría aumentar la más peligrosa clase de infarto cerebral (stroke).

Se conoce como "infarto cerebral **masivo**" y esto ocurre cuando los vasos sanguíneos en su cerebro son tan frágiles que revientan causando un derrame cerebral hemorrágico. Bajos niveles de colesterol pueden elevar su riesgo de estos infartos cerebrales (stroke). Cuando sus pruebas determinan niveles por debajo de 200mg/dl., muchos médicos prescriben de manera rutinaria medicamentos para reducir el colesterol si tienen niveles por debajo de 200.

En 1984 Gary Taubes en "Cholesterol Consensus Conference" presento una grafica donde los niveles de colesterol de 200 mg/dl al 240 mg/dl eran los niveles normales donde no habia un aumento de riesgo de mortalida cardiovascular en hombres aun sobre 240 md/dl habia una reducion de riesgo en la mujer.

Pero en diciembre de ese mismo año 1984, una desicion se habia hecho por "National Cholestrol Education Program", estableciendo que los niveles debian ser menos de 200 mg/dl y recomendaban que todas esta personas con 200 mg/dl deberian estar en medicaciones que bajen los niveles de colesterol.

La razon fue que el gran por ciento de las personas estan en los niveles de 200 a 240 de mg/dl y la industria medica y farmaceutica no tendrian suficiente paciente para ver y medicar, en base a estos niveles:

Estadísticas sobre el colesterol:

"Aproximadamente 106 millones de estadounidenses adultos alcanzan niveles totales de colesterol de 200mg/dL o más y, dentro de ellos, 36.6 millones de estadounidenses adultos alcanzan niveles de 240 o más."

En base a estas estadisticas:

70 Millones tiene los niveles del colesterol en 200 mg/dl

36.6 Millones tiene los niveles del colesterol en 240 mg/dl o más

En otras palabras el mercado está en los de 200 mg/ dl y por esta razón cambiaron los niveles a menos de 200 mg/dl. Un movimiento que beneficia tanto a la clase médica por que van a ver más pacientes y las farmacéuticas van a vender más.

Estudio Framingham:

Después de 30 años los investigadores determinaron que una reducción en colesterol es igual a un alto riesgo de muerte. Por cada reducción de 1 % mg/dl del colesterol hay un 11% de aumento en problemas del corazón y un aumento total de mortalidad. (JAMA 1987:257:2176-2180).

La revista médica *British Medical Journal* publico recientemente:

EL "ANÁLISIS" PARA COLESTEROL QUE NO SIRVE PARA NADA!"

Cuando vieron los niveles, Las personas con colesterol bajo tienen la misma probabilidad de desarrollar enfermedades cardíacas que las que tienen niveles altos. Entre las diferentes sustancias que se pueden medir en su sangre, las más letales como factor de riesgo no es el colesterol sino unas sustancia llamada Homocisteina y Lipoproteína(A). El colesterol no produce daño a menos de que contacte una arteria con una pared desgarrada.

Y el secreto de estas "trampas de colesterol" es la homocisteína y lipoproteína (A). Demasiado homocisteína daña el colágeno de sus arterias y se corroen como la tubería del agua y la lipoproteína (A) se deposita entre el tejido desgarrado produciendo una capa protectora que luego se convierte en un bloqueo de la arteria.

Un artículo publicado en la prestigiosa revista de medicina inglesa *The Lancet,* un importante investigador de la Escuela de Medicina de Harvard ha descubierto que las mujeres no se benefician para nada con la toma de las estatinas, como tampoco los hombres mayores de 69 años que no hayan tenido aún un ataque cardíaco. De cada 50 hombres que toman la droga durante 5 años, sólo uno se beneficiará.

La industria de alimentos, farmacéutica, los médicos y los medios de comunicación televisada, radio periódicos y revista nos han llenado con información de que los alimentos grasos ricos en colesterol nos llevan a enfermedades como la diabetes, cáncer y cardiovasculares además de una muerte prematura, ésta es la mentira más grande de los muchas que circulan actualmente en la industria de la salud.

Las enfermedades de las arterias coronarias no es el colesterol solamente, sino al daño de las paredes de las arterias debido a la falta del colágeno y el colesterol oxidado* que es el que daña las arterias que produce los problemas cardíacos.

Estudio publicado en "British Medical Journal 1965 1:1531-33" titulado "1965 Study on Fats" Se utilizaron pacientes que habían tenido un ataque del corazón y estos pacientes se dividieron en 3 grupos y se le indicó consumir

- Aceite de Maíz poli no saturados
- Aceite de Oliva mono no saturado
- Grasa de Animal saturada

Y el resultado de este estudio fue el siguiente:

1. El Grupo que consumió el Aceite de Maíz tuvo una reducción del colesterol en un 30 % y solo el 52 % sobre vivió después de 2 años.

2. El Grupo que consumió el Aceite de Oliva 57 % sobrevivieron después de los dos años.

3. El Grupo que consumió la Grasa Animal sobre vivieron el 75 % después de los dos años.

Una vez más queda demostrado que la Grasa Saturada no es un factor en las enfermedades cardiovasculares y si la grasa creada por el hombre como los poli-no-saturados que son grasas oxidadas.

---

* Colesterol oxidado, estos previenen de los omega 6 como son los aceites vegetal (maíz, soja, girasol canola, semilla de algodón) y grasa vegetal, estos pasan por el proceso de hidrogenación, y altas temperatura en el proceso de extracción, cambiando estos en aceites rancio y en grasas trans, de esta forma el colesterol se oxida, diferente a las grasas saturadas que no pasan por estos procesos, si tienen colesterol pero no es el oxidado por lo tanto no hace daño a las paredes de las arterias.

"Los pacientes con niveles bajo de colesterol LDL tienen mas cáncer comparados con los pacientes con niveles altos." J.Am Coll Cardiol -2007:50:409-18

Según El Dr Roseadle, "un error en la Medicina, es confundir la correlación con la causa. Porque haya una débil correlación entre el colesterol alto y los ataques cardíacos no significa que el colesterol alto sea la causa del ataque cardíaco."

Ciertamente el pelo canoso está en correlación con el envejecimiento pero a nadie se le ocurriría decir por eso que las canas son la causa del envejecimiento.

Ademas otras condiciones relacionado a el colesterol bajo, como el "Sindrome de Smith Lemli Opitz"

Las principales manifestaciones clínicas son anomalías faciales, retraso mental, trastorno del crecimiento pre y postnatal y alteraciones en los genitales externos en varones, existiendo múltiples malformaciones menores asociadas

En el 1993

Se describieron unos niveles extremadamente bajos de colesterol y un aumento de sus precursores en pacientes con este síndrome, postulando un defecto en la biosíntesis de colesterol como causa de esta enfermedad.

Se han detectado niveles bajos de colesterol en el líquido amniótico de embarazadas con fetos afectados, por lo que esta técnica puede ser útil para la detección prenatal precoz

Mito de los huevos

El mito de que los huevos aumentan el colesterol y causan enfermedades del corazón a creado un miedo de que muchos de nosotros dejemos de comer huevos regularmente. Pero no hay absolutamente ningún estudio que el consumo de huevo aumente las enfermedades del corazón.

Una reciente revisión de la literatura científica publicada en **"Current Opinion in Clinical Nutrition and Metabolic Care"** indica claramente que el consumo de huevos no tiene ningún impacto sobre los niveles de colesterol en la sangre en el 70% de la población. En el otro 30% de la población los huevos no aumentan tanto las LDL circulante y el colesterol HDL.

Usted probablemente ha sido condicionada a creer que cualquier cosa que aumenta el colesterol LDL (el llamado colesterol "malo") debe ser evitada.

Sin embargo, incluso investigación médica ha llegado a reconocer que todo el colesterol LDL no es el mismo. Es cierto que las partículas pequeñas y densas de LDL (forma B) se han relacionado con enfermedades del corazón. Esto se debe principalmente al hecho de que son mucho más susceptibles al daño de la oxidación de las partículas de colesterol LDL.

Sin embargo, el consumo de huevos aumenta la proporción de partículas de gran tamaño de los LDL (formas A) que se ha demostrado que protege contra las enfermedades del corazón. El consumo de huevos también cambia aquellas personas de la forma B de LDL a la forma A. La forma B indica un predominio de partículas pequeñas y densas de LDL (factores de riesgo para enfermedades del corazón), mientras que la forma A indica un predominio de partículas de gran tamaño de LDL (que nos protegen de enfermedades del corazón)

Los huevos, uno de los alimentos más ricos en nutrientes disponibles. Un huevo aporta 13 nutrientes esenciales, todos en la yema (contrariamente a la creencia popular, la yema tiene mucho mas nutrientes que la clara del huevo)

Los huevos son una excelente fuente de vitaminas del complejo B, que son necesarios para las funciones vitales en el cuerpo, y también proporcionan buenas cantidades de vitamina A, esencial para el crecimiento y desarrollo normal.

La vitamina E en los huevos protege contra las enfermedades cardíacas y algunos tipos de cáncer, los huevos también contienen vitamina D, que promueve la absorción de minerales y promueve también una buena salud ósea.

Los huevos son ricos en yodo, para la hormonas tiroideas, y el fósforo, esencial para los huesos y dientes sanos.

Los huevos también son buenas fuentes de antioxidantes conocidos para proteger el ojo. Por lo tanto, el aumento de las concentraciones plasmáticas de luteína y zeaxantina con los huevos también son de interés, especialmente en las poblaciones susceptibles a desarrollar la degeneración macular y cataratas en los ojos.

No hay absolutamente ninguna razón para limitar su consumo de huevos a tres o cuatro por semana. De hecho, el consumo de dos a tres huevos por día daría un impulso más a su salud y protección contra la enfermedad que un suplemento multi vitamínico.

Los huevos son realmente uno de los super alimentos en forma natural que nos lo provee la madre naturaleza.

Es importante, asegurarse de comprar productos orgánicos, criados en pastos. Los estudios demuestran que los huevos obtenidos de granjas comerciales son 19 veces mayor en la producción de efectos pro-inflamatorios debido a los ácidos grasos omega-6.

Desafortunadamente, casi todos los huevos producidos comercialmente son vendidos en los supermercados, incluso los huevos orgánicos que se venden en cadenas como Whole Foods y Wild Oats - no son realmente alimentados con el pastos verde. Para encontrar estos huevos, revise su mercado local de agricultores, o visite el web" Eat Wild.com

La calidad del huevo está en gran medida determinado por la gallina. Si el pollo se cría en una pastura y puede comer lo que quiera (es decir, todo lo que es natural), la gallina va a producir un huevo muy diferente que si estuviera toda su vida en una jaula pequeña, sin espacio para moverse y fueron alimentadas con alimentos modificados genéticamente y de granos.

Huevos orgánicos suelen ser más caros, usted paga más porque valen más. Típicos huevos blancos que se encuentran en la tienda de comestibles son un producto completamente diferente de los huevos de las gallinas de pastoreo.

Al comparar un huevo de pastoreo y los que compró en un supermercado es fácil ver la diferencia en la coloración de la yema. El huevo pastoreo tendrá un profundo color naranja/amarillo y los que compró en un supermercado tendrá un color amarillo pálido. Los carotenoides luteína y la zeaxantina son los que dan a la yemas su color naranja y amarillo. Cuanto más oscuro es el color de la yema, más nutrientes y vitaminas está en el huevo y siempre comer la yema, que es la parte más beneficiosa del huevo.

Encuentre un agricultor local que tiene pollos en pastoreo e incluso puede ser menos costoso que los huevos comprados en la tienda.

Problemas Cardiovasculares...

El debilitamiento de los vasos sanguíneos y el deterioro de las paredes arteriales son las principales causa de las enfermedades cardiovasculares. La vitamina C es el cemento de las paredes arteriales y las fortalece. Los animales no sufren de infarto del corazón o cerebral porque la cantidad de vitamina C que produce su hígado es suficiente para proteger sus vasos sanguíneos.

En el caso de nosotros los humanos, al contrario, desarrollamos placas que provocan infarto cardíaco e infarto cerebral porque nuestro cuerpo no puede producir vitamina C y nuestra nutrición suele ser pobre en vitaminas, sea porque nunca la tomamos o porque no somos consistente en la toma de vitaminas en especial la vitamina C pura, no sintetica. De la única forma que el colesterol puede hacer daño es que este oxidado y este presente un debilitamiento de las paredes de las arterias a causa de la deficiencia de vitaminas.

La medicina hoy día con los productos farmacéuticos, se limita a tratar los síntomas de la enfermedad cardiovascular sin ver la verdadera razón de la condición que es el debilitamiento de las paredes de las arterias y las compañías farmacéuticas con su mercadeo a logrado situar las estatinas (que si baja el colesterol total, pero si aumenta la lipoproteína - A) en una posición de preferencia del médico en el tratamiento del colesterol que es un síntoma y hoy lo han llevado a ser una enfermedad.

El gobierno Canadiense le exige a las compañías que mercadean estatina que en su "Product Insert"(información del producto) incluyan la advertencia sobre el peligro de esta droga, como son el aumento de la lipoproteína A, la reducción de los niveles de la co-enzima Q10.

Esto incluye Lipitor, Crestor y los demás. El Gobierno de **Estados Unidos (FDA) no requiere esta advertencia en los "Productos Insert" de las estatina.**

Canadian Authorities Now Require that Cholesterol-Lowering Drug Advertisements Must Carry Warnings about the Dangerous Results of Taking these Drugs.

"The popular cholesterol-lowering prescription drugs called statins have grown into a huge business; statins are the most widely prescribed class of drugs in history. Unlike the U.S., Canadian regulatory authorities require several additional warnings regarding the statin drugs. These hazards are clearly spelled out in the Canadian ads: Statins lower coenzyme Q10 (CoQ10) levels and they raise Lipoprotein(a) [Lp(a)] blood levels."

"Los populares medicamentos para bajar el colesterol llamados estatinas recetadas se han convertido en un gran negocio, las estatinas son la clase más ampliamente prescrito de drogas en la historia. A diferencia de los EE.UU., autoridades reguladoras del Canadá requieren varias advertencias adicionales en relación con las estatinas. Estos riesgos están claramente establecidas en los anuncios canadienses: las estatinas reducen la coenzima Q10 (CoQ10) y elevan los niveles sanguíneos de lipoproteína A [Lp (a)]."

La Asociación Americana Del Corazón (AMA) está preocupado por su corazón? La preocupación también la tienen otros médicos y dietistas que, sólo existen porque usted se enferma.

Un artículo de Prensa Asociada (AP) de julio de 2003, esta basado en una propuestas de las directrices de la Casa Blanca y la dieta de la American Heart Association.

Esta guía está basada en un cambio en la dieta donde incluyen más ácidos grasos omega -3 y una advertencia contra los alimentos que contengan ácidos grasos no saludables como los trans. La pregunta es "Realmente es saludable esta guía" vamos a ver cada punto de la guía para llegar a una conclusión real. Ver la siguiente data que es dividida en un grupo de ácidos grasos Omega -3 (A) y un grupo de ácidos grasos Trans (B) del artículo de Prensa Asociada:

En el grupo (B) de ácidos grasos trans ... se le advierte sobre las Grasas hidrogenado que tienden aumentar los niveles de colesterol:

Como la carne de cerdo, carne vacuno y cordero – y en otros alimentos que son la mantequilla y la leche. Grasa vegetal, galletas dulces y papas frita y donas.

Luego, en el párrafo siguiente-explica la hidrogenación que es el proceso por la cual se solidifica los aceites líquidos. Además este proceso de hidrogenación aumenta la vida de los productos en los anaqueles y mantiene el sabor de los alimentos.

El Análisis del Grupo (B)

- El único problema es que la carne vacuna, cerdo, cordero, la mantequilla y la leche no contienen grasas hidrogenada.
- En los otros productos: la manteca vegetal, que es la primera fuente legítima de grasas trans mencionado aquí, sin embargo, no mencionan la fuente más malo e insidioso ...la MARGARINA.

Productos en la lista en orden decreciente de daño:

- Margarina (más daño)
- Manteca vegetal, todos los alimentos fritos (como las papas fritas y donas) cualquier dulce (como en galletas Oreo y Twinkies), o cualquier bocadillos horneados comercialmente o frito por el hombre que solía pensar que era saludable

- como el 95% de pan comercial y 99% de los comerciales de mantequilla de maní.

Grupo (A) de Ácidos grasos Omega 3:

La AMA (Asociación Médica Americana), sugieren el consumo de dos porciones alto en Omega -3 cada semana, con alimentos como:

-   Macarela, sardinas, tuna y salmón

Otros alimentos como:

Soja, canola, semilla de nilo y walnuts.

Luego resume, estos alimentos son buenos para el corazón haciendo la sangre que experimente menos coágulos. Además previenen el ataque del corazón y bajan la presión sanguínea.

Análisis del Grupo (A) Ácidos Grasos Omega -3:

Enumera primero los peces, pero no le advierten sobre los niveles de mercurio o recomendar una alternativa libre de tóxicos como aceite de pescado de alta calidad.

Además, incluyen en lista el aceite soja y de canola con un mísero 7% de Omega 3 (que ya está rancio, por el uso de altas temperaturas en su proceso y en esta etapa ya es un aceite trans), por delante del aceite de semilla de lino con el 58% de Omega 3 (pero que el cuerpo lo convierte en DHA y EPA en sólo 3 a 5 %)

En verdad, parece que la "American Heart Association" sólo está haciendo lo que puede para mantenerlo confundido y enfermo ...

La única conclusión que puedo sacar es que a través de mentiras, medias verdades y generalizaciones (desviando los productos saludables, aceite de coco y huevos) quieren mantenerlo enfermo.

Los médicos siempre han sentido la necesidad desacreditar los huevos para mantener vivo el mito de que existe una correlación directa entre el colesterol de la dieta y el colesterol en el suero cuando, en realidad, no hay tal cosa.

Por qué?

Para mantenerlo en costosos medicamentos para el colesterol. Pero, más importante, que puede ocultar la verdadera causa de su enfermedad como resultado de estos productos (hidrogenados y azúcar), culpando a otra cosa, como la grasa y el colesterol. De esta manera, no sólo le venden drogas nocivas para bajar el colesterol que usted no necesita, pero ocultando la causa real ... que es mantenerte enfermo.

No es irónico que los productos hydrogenados y el azúcar, ninguno de los dos contengan colesterol y en realidad provocan una reacción adversa en los niveles del colesterol. La mantequilla y huevos, por lo general, no causan una respuesta adversa. De hecho, si usted hace un par de ajustes en la dieta, va a ver un cambio positivo en su perfil de lípidos.

Esto fue verificado en un estudio reciente reportado por la AMA que muestra el alto aumento en grasas y proteínas que provocó un importante aumento en el HDL, con una reducción en el LDL, el colesterol y los ácidos grasos trans, en comparación con la "Pirámide Alimenticia" que es pesada en pan, cereales y pasta. Otra prueba es la cantidad de colesterol no oxidado encontrados con la dieta mediterránea, que es alta en grasa, con la menor incidencia de enfermedades del corazón.

Las estatinas actualmente disponibles en el mercado de los Estados Unidos, son:

Estatina	Compañía Manufacturera
Advicor (lovastatina con niacina)	Abbott
Altoprev(lovastatina)	Shionogi Pharma
Caduet	Pfizer
[atorvastatina con amlodipina	Norvasc
Crestor (rosuvastatina)	AstraZeneca
Lescol (fluvastatina)	Novartis
Lipitor (atorvastatina)	Pfizer
Mevacor (lovastatina)	Merck

Pravachol (pravastatina)	Bristol-Myers Squibb
Simcor (niacina/imvastatin)	Abbott
Vytorin (ezetimiba/simvastatina)	Merck/Schering-Ploug
Zocor (simvastatina)	Merck

La revista de Asociación Medica Americana (JAMA) en la edición del 3 de enero del 1996 establece que las estatinas producen cáncer y otros efectos secundarios graves de debilitamiento de los músculos en especial de las extremidades, que pueden ser mortal.

Estas concesiones a las compañías farmacéuticas con la estatina se debe a el poder que tienen de cabildero "Lobby" tanto en el FDA y el Congreso de los Estados Unidos sin importar la que pueda pasarle a los pacientes.

En las paredes de las arterias, su estructura es de un tejido conjuntivo que está compuesto de colágeno y elastina, debido a la carencia de vitaminas diarias se producen millones de pequeños desperfectos y grietas en las paredes de las arterias y en especial las coronarias.

Estas arterias, el cuerpo tiende a repararlas, reparación biológica, el hígado aumenta la producción de colesterol y otros restauradores y a través de la circulación estas sustancias son llevadas al área dañada y penetran las grietas para reparar los daños.

Si sigue la falta de vitaminas como la C y perdura por muchos años, este proceso de reparación produce exceso en el área ya reparada llamadas placas(o deposito de grasas de colesterol malo) arterioscleróticas.

Por años las pruebas de laboratorio recetadas por los médicos en especial por los cardiólogos está basada en el colesterol total, colesterol malo (LDL), colesterol bueno (HDL) y la relación del colesterol malo y bueno (HLD/HDL).

Pero la realidad es que la molécula de transporte más peligrosa no es la LDL, sino una variante llamada lipoproteína (a). La letra (a) se refiere "adhesiva" y esta proteína es la que se van acumulando en el interior de las paredes arteriales. Y se concluye que no es el colesterol ni el nivel de colesterol malo (LDL) los que determina la enfermedad cardiovascular pero si la cantidad acumulada de la lipoproteína (a). Esta prueba se puede hacer en los laboratorios, pero los médicos no la incluyen con las pruebas normales del colesterol, pero si le puede solicitar a su médico que le incluya en la receta la pruebas de la lipoproteína (a) y homocisteína.

En el estudio cardiovascular de Framingham, este estudio es el mayor que se ha hecho de los factores de riesgo de las enfermedades cardiovasculares, demostró que la lipoproteína A es un factor de riesgo diez veces más peligroso que el colesterol total y el colesterol LDL.

Y así se convierte en el principal factor de riesgo en enfermedades coronarias, infartos cardíacos, arterias, la carótida bloqueada, vasos sanguíneos del cerebro bloqueados, obstrucción después de una angioplastia coronaria y obstrucción después de (bypass) puente coronario.

Como surgió el llamado mito del colesterol...

Hace unos 100 años, cuando un investigador encontró que conejos (que son vegetarianos) eran alimentados con una dieta carnívora de alto colesterol, (un colesterol ya oxidado por que se utilizo grasa creada por el hombre Omega 6) y las arterias se bloqueaban con placas. Pero el mito levantó vuelo en serio en la década de 1950 con el estudio "Siete Países" de Ancel Keys, mostrando que mientras más alta era la ingesta de grasas en un país, mayor eran los niveles de colesterol y más alta la incidencia de enfermedades cardíacas.

Los países que había elegido incluían a Italia, Grecia, los Estados Unidos y los Países Bajos.

Luego el Dr. Jorn Kendricks (Profesor de la Universidad de Copenhague, Dinamarca) hizo su propio estudio usando cifras y estadísticas de la Organización Mundial de la Salud y descubrió lo opuesto.

Cuáles son los países con la mayor ingesta de grasas saturadas. Austria, Francia, Finlandia y Bélgica (que tienen la tasa más baja de muertes por enfermedades coronarias), mientras que aquellos países con el consumo más bajo de grasas: Georgia, Ucrania, y Croacia tienen la tasa de mortalidad más elevada por las mismas causa.

Grandes ensayos desde entonces no tuvieron más éxito. Uno que involucraba a 30,000 personas de edad media en Suecia, seguido durante seis años.

Las conclusiones:

> *"Las grasas saturadas no mostraron relación con las enfermedades cardiovasculares en los hombres. Entre las mujeres la mortalidad cardiovascular mostró una tendencia decreciente con el aumento del consumo de grasas saturadas."*

En otras palabras, mientras más grasas saturadas, menor probabilidad de morir por ataques del corazón.

Otro estudio en Japón, sobre los beneficios del aumento de grasas y colesterol en la dieta. Entre 1958 y 1999 los japoneses duplicaron su ingesta de proteína, comieron 400% más grasas y sus niveles de colesterol aumentaron un 20%. El ritmo cardíaco, que había sido el más elevado en el mundo, se hizo siete veces más bajo, mientras que las muertes por ataques del corazón disminuyeron en un 50%.

Las mujeres tienen un 300% menos probabilidades de sufrir problemas cardíacos que los hombres, aún cuando ellas tienen en promedio mayores niveles de colesterol. Durante años hubo una explicación ad hoc para explicar esta contradicción aparente: las mujeres estaban protegidas por las hormonas femeninas.

Sin embargo, en la década de los 90, a millones de mujeres se les recomendaba la terapia de reemplazo de hormonas (HRT) para evitar los problemas cardíacos. El estudio "HERS" para ensayar y comprobar esa noción. Se descubrió que la HRT aumentaba el riesgo de enfermedades coronarias.

Las recomendaciones de los expertos: "Póner a las mujeres bajo un régimen de estatinas y bajar sus niveles de colesterol por debajo de 190". Fue desmentido con El artículo de la revista The Lancet que establece," que las mujeres no se benefician con las estatinas. Las estatinas no salvan vidas entre las mujeres"

Las estatinas tienen muchas desventajas terapéuticas..

Se expone al riesgo probado de innecesarios efectos secundarios como las miopatías, o la debilidad muscular irreversible, problemas mentales y neurológicos como la irritabilidad severa y la pérdida de la memoria.

En el artículo:

> **"Alertas de seguridad, Efectos secundarios de los medicamentos para el colesterol.."**

Las autoridades federales de salud han añadido nuevas alertas de seguridad a la información de prescripción de estatinas, los medicamentos para reducir el colesterol que se encuentran entre los fármacos más ampliamente prescritos en el mundo, citando los riesgos raros de pérdida de memoria, diabetes y dolor muscular."

Las autoridades federales de salud dijeron que estos fármacos ampliamente prescritos podría causar aumento de azúcar en la sangre y problemas con la memoria.

Es la primera vez que la Administración de Alimentos y Medicamentos oficialmente han vinculado el uso de estatinas con problemas cognitivos como la memoria y confusión, aunque algunos pacientes han informado de este tipo de problemas durante años. Entre los fármacos afectados son grandes vendedores como Lipitor, Zocor, Crestor y Vytorin. El año pasado, casi 21 millones de pacientes en los Estados Unidos estaban usando estatinas. Ya sea que el número de usuarios es demasiado alto o demasiado bajo se ha debatido durante años. Si bien el asesoramiento sobre la conveniencia de tomar estatinas implica una compleja mezcla de factores como la edad, antecedentes familiares, algunos expertos han sugerido que las personas con niveles de colesterol total de alrededor de 200 se beneficiarían del tratamiento.

Otros han argumentado que el tratamiento no debe comenzar hasta que el nivel de colesterol es de 240 o superior, todos los demás factores son iguales. El Dr. Sidney M. Wolfe, director del grupo Public Citizen de investigación en salud, se encuentra entre aquellos que sostienen las estatinas se usan en exceso.

El F.D.A. dijo que la vigilancia rutinaria de las enzimas hepáticas en la sangre, el procedimiento una vez considerado estándar para los usuarios de estatinas, ya no era necesaria debido a la lesión hepática asociada con la terapia con estatinas eran raras.

Los informes sobre la pérdida de memoria, el olvido y la confusión abarcan todos los medicamentos con estatinas y todos los grupos de edad de los pacientes, la FDA, dijo, Docenas de estudios clínicos bien controlados de las estatinas se han ofrecido pocos indicios de que las drogas causan ningún tipo de deterioro cognitivo, el Dr. Egan, dijo, Aún así, el F.D.A.ha recibido numerosos informes sobre los años que algunos pacientes se sentían fuera de foco o "borrosa" en su manera de pensar después de tomar los medicamentos.

Los funcionarios de la F.D.A. Han debatido si esos informes eran verdaderamente preocupante, el Dr. Egan, dijo. Pero en los últimos años, la F.D.A- Ha sido criticada por haber esperado demasiado tiempo para emitir algunas alertas de seguridad - se ha vuelto más dispuestos a ser público sobre los riesgos posibles de la droga.

"Estamos tratando de ser lo más transparente posible con nuestros alertas y etiquetado", dijo el Dr. Egan, a pesar de la alerta sobre la posibilidad de pensamiento confuso "no es demasiado útil."

Las estatinas parecen aumentar los niveles de azúcar en la sangre en algunos pacientes en pequeñas cantidades. El F.D.A.ya había puesto una alerta sobre los riesgos de la diabetes en la etiqueta de Crestor, una estatina de gran venta fabricado por AstraZeneca, porque un juicio contra el Crestor demostraron un mayor riesgo. La agencia decidió ampliar esa alerta a todos los fármacos de la clase con la excepción de Pravachol, un medicamento más antiguo fabricado por Bristol-Myers Squibb.

Un estudio bien controlado de Pravachol anteriormente mostró que reduce los riesgos de desarrollar diabetes en un 30 por ciento, pero otros estudios han encontrado Pravachol menos eficaz en la reducción de los riesgos cardiacos.

El Dr. Egan sugirió que los médicos comprobaran los niveles de azúcar en la sangre de los pacientes después de comenzar su tratamiento con estatinas.

Que las estatinas pueden causar dolor muscular, especialmente en dosis altas, se ha sabido por mucho tiempo, pero en su nueva alerta de la FDA, los médicos recordaron que algunos otros medicamentos aumentan la probabilidad de que las estatinas persisten en el cuerpo por más tiempo de lo normal y aumentar el riesgo de dolor muscular.

Hace poco se publicaron estudios que relacionaba a los bajos niveles de colesterol LDL con la enfermedad de Parkinson. Las estatinas fueron diseñadas para bajar los niveles de colesterol LDL y lo hacen. Frente a tanta propaganda anti-colesterol, resulta muy fácil pasar por alto que el colesterol es vital para que nuestro organismo funcione. El colesterol es tan vital que casi todas las células lo fabrican; una de las funciones claves del hígado es precisamente sintetizar colesterol.

Las mujeres con un nivel de colesterol de 200-230 mg/dl, tienen cinco o seis veces menos riesgo de morir que aquellas con niveles de colesterol inferior a 180.

El colesterol es producido en el hígado por medio de un complicado proceso de 13 pasos, un procesos que son bloqueados por las estatinas. Ningún bioquímico le ha podido explicar al Dr. Malcolm Kendrick (Moni-Ca Study -World Health Organization data) por qué comer grasas saturadas debería de tener algún impacto en esa línea de producción de colesterol del hígado. El hígado fabrica mucha grasa. El exceso de carbohidratos que comemos es primero transformado en glucosa y luego en colesterol malo (ya oxidado). La grasa que produce el hígado es grasa saturada, por lo tanto el cuerpo no la considera para nada dañina.

Otra gran hipótesis de la necesidad del colesterol es sobre el cáncer, al proteger las paredes de las arterias desgarradas, impediría la migración de las células tumorales a través de ellas reduciendo la metástasis del cáncer que está sustentada por los cambios en la progresión de la placa arterioesclerótica.

El fraude del colesterol puede verlo en los ensayo clínicos con las estatinas, para reducir el colesterol, así como son los medicamentos mejor vendidos de toda la historia, es la epidemia de hidratos de carbono y de aceites vegetales ricos en Omega 6 (girasol, maíz, soja, margarinas) la que ha levantado una ola de inflamación causante de la tragedia cardiovascular de hoy.

Porque hoy día no tenemos niveles destacables de colesterol mayores que antaño. Es más, el colesterol bajo está asociado con múltiples problemas de salud, cardiovasculares o neurológicos entre otros. No podríamos vivir sin colesterol. Sin embargo, hoy tenemos un creciente nivel del inflamación que destroza nuestro corazón, el resto de nuestros órganos vitales y acaba con nuestras vidas.

Cómo hemos llegado a este dramático punto en la historia de la perversión de la ciencia a cuenta de la imposición de la dieta oficialmente correcta. Nos han hecho creer que los hidratos de carbono son maná caído del cielo —el azúcar o cereales en sus formas refinadas no existían antes— y nos han aconsejado fervientemente el consumo de aceites vegetales ricos en Omega 6 como las margarinas —antes de los procesos industriales no existían estas grasas, ajenas a la humanidad hasta entonces.

Somos víctimas en una sociedad crónicamente enferma porque seguimos presos de demasiadas mentiras. La dieta ha sido capaz de llevarnos al abismo. Sólo ella puede devolvernos un futuro mejor como individuos y sociedad.

Las Vacunas ...

Las compañías farmacéuticas, las compañías de seguros y el sistema médico se enriquecen cuando usted está enfermo.

- Las vacunas no dan inmunidad de por vida, por eso hay las vacunas de refuerzo que recomiendan a sus hijos.
- Cada dosis de refuerzo aumenta el riesgo de efectos secundarios.

-   Los efectos secundarios de las vacunas pueden causar enfermedades por el resto de su vida, pero hay muchos medicamentos para tratar los efectos secundarios causados por las vacunas. Y esa es la idea para que las compañías farmacéuticas vendan más.

Se ha preguntado alguna vez porque las farmacias están ofreciendo a las personas ponerse la vacuna de la influencia en la misma farmacia y sin receta de un médico, cuando es un producto que es creado por una compañía farmacéutica y regulada por el FDA, que por ley todo medicamento requiere una receta de un médico para ser administrada.

Si usted pregunta en la farmacia le dicen que hay un arreglo con los médicos y el FDA y a veces dicen que ellos son médicos, cosa que se lo creen ellos solamente pues la razón es que en Estados Unidos, ni las compañías farmacéuticas ni los médicos y ni las farmacia no pueden ser demandados cuando algo malo le pase a partir de una vacuna. Estos están protegidos por la Ley Nacional del 1986, Public Law 99/660, que dice:

> *"Ningún fabricante de sueros de vacuna es responsable por una acción civil de daños y perjuicios derivados de una lesión asociada a una vacuna, o muerte. "(esto incluye médicos y farmacias)*

La vacuna este año (2011) para la influenza esta combinada con la del virus de la gripe porcina (AH1N1) en el mismo frasco y dicen que tienen tres refuerzo en una sola inyección.

Vacuna del virus del papiloma...

Esta vacuna se creó para prevenir el cáncer del cuello del útero. El cáncer del útero suele tardar décadas o dentro de unos 30 años y el estudio clínico más antiguo disponible en fase III empezó hace 4 años.

Su eficacia en la prevención del cáncer úterino no se ha probado y el cáncer puede salir a los 20 o 30 años, hay más de 100 cepas del virus pero las vacunas aprobadas sólo combaten un bajo por ciento de esas cepas **en vitro*** (laboratorio). La Vacunas son la clave del sistema médico. Sin vacuna los costo médicos bajarían, porque tendríamos una comunidad generalmente muy saludable.

Revista médica cuestiona la vacunación contra el virus del papiloma humano (VPH)

La revista "Annals of Medicine" publicado en enero 12,2012 por los renombrados investigadores Lucija Tomljenovic, Ph.D, y Christopher Shaw, PDD., con el grupo Neural Dynamics Reasearch Group, de la Universidad de British Columbia en Vancouver, han publicado un artículo revisado con el titulo "El virus del papiloma humano (VPH), las políticas de vacunación y la medicina basada en evidencias":

El artículo viene a decir a la comunidad médica lo que ya muchos pacientes saben acerca de las fraudulentas políticas de las agencias de salud en combinación con la Compañías Farmacéuticas, de la falta de pruebas científicas que demuestren la seguridad y eficacia de Gardasil y Cervarix(dos vacunas para VPH) antes de que fueran administradas a las adolescentes ante sus confiados padres.

Los Ensayos clínicos en personas sanas: Tomljenovic y Shaw dicen lo que parece obvio: que las vacunas representan "una categoría especial de medicamentos que se administran a personas sanas (en lugar de personas ya afectadas) y por lo tanto la existencia de un pequeño nivel de riesgo por reacciones adversas es algo aceptable".

Los ensayos clínicos realizados por la Empresa Farmacéutica Merck son incorrectos, ya que se utilizó un adyuvante de aluminio como placebo, y una solución salina al presentar esta opción menos reacciones adversas, se vieron. Agruparon los resultados de las reacciones adversas al recibir el adyuvante de aluminio con los resultados del grupo que recibió una solución salina. De esta manera, se ocultó la verdadera tasa de reacciones adversas.

---

*　　**Vltro, son pruebas hechas en disco de cristal, donde ponen las cepas X en un cultivo y luego se prueba la vacuna para ver respuesta y no es lo mismo que hacerlo en humano directamente (en vivo).**

Si la FDA (Administración de Alimentos y Medicamentos de Estados Unidos) aprueba los medicamentos y las vacunas por considerarlas seguras y eficaces,(FDA no hace estudios solo evalúa la data sometida por las compañías) los pacientes se creen que lo hacen porque el nivel de riesgos es muy pequeño o casi nulo. Sin embargo, la cantidad de medicamentos que la FDA tiene que retirar cada año del mercado por daños en la salud y la cantidad de demandas que se presentan por estas causas, son inaceptables.

Poniendo en duda la ética médica..

Los autores también señalan el mito del consentimiento informado – que básicamente consiste en una renuncia por parte de los pacientes una vez que han sido informados por los médicos sobre los beneficios y riesgos de aplicación del medicamento. Tomljenovic y Shaw dicen al principio de su artículo lo siguiente: "La ética médica exige que la vacunación se lleve a cabo con el consentimiento pleno e informado de los pacientes y no sólo debe limitarse a repetir lo que dice el fabricante de la vacuna".

Lo que los autores no dicen qué es lo que pasa cuando los Gobiernos conceden este derecho de consentimiento en los procedimientos médicos a los niños, tal como ocurre en California – a los niños mayores de 12 años se les concede este derecho en el tratamiento de las enfermedades de transmisión sexual. Quizás es porque el Estado tiene más información y sabe más, o es porque han recibido ayudas en sus campañas por parte de las Compañías Farmacéuticas??

Los autores siguen diciendo:

> *"Lo que resulta más desconcertante son las agresivas estrategias de mercadeo que hacen los representantes de los fabricantes de las vacunas, que es de donde parte la información parcial que el médico transmite al paciente, generando miedo, promoviendo así la aplicación de la vacuna.*

> *Por tanto, hasta la fecha, las entidades médicas y reguladoras de todo el mundo continuarán proporcionando información sesgada sobre el riesgo de contraer cáncer de cuello uterino y sobre la*

utilidad de las vacunas contra el VPH, con lo que un consentimiento bien informado sobre la vacuna es imposible de alcanzar".

Conversaciones en torno al dinero, mientras el número de afectadas aumenta:

De acuerdo con "Maplight California", un sitio web que revela las influencias entre el dinero y la política, las contribuciones de los "lobby" para que los legisladores apoyaran el proyecto fueron de $2,174,648 dólares, más de 28 veces la cantidad de $76.404 dólares que recibieron los lobby que se oponían al proyecto de ley. También es interesante señalar que los grupos republicanos y grupos pro-vida estuvieron al lado de los disidentes, frente a una inmensa mayoría de grupos liberales y demócratas que apoyaron el proyecto.

Proyectos similar se quieren llevar a cabo ahora en Carolina del Sur y en Florida. Estamos siendo testigos de una rápida erosión de la ética médica, alentada por los políticos, que reciben abundante aportaciones por su especial interés.

Tomljenovic y Shaw continúan su mensaje recordando que los profesionales médicos "contrariamente a las afirmaciones de que el cáncer cervical es el segundo tipo de cáncer más común en las mujeres de todo el mundo, los datos muestran que esto sólo es así en los países en desarrollo.

En el mundo Occidental, el cáncer de cuello uterino es una enfermedad rara, con tasas de mortalidad que son varias veces más bajas que la tasa de reacciones adversas graves (incluyendo muertes) por administrar la vacuna contra el VPH".

Esto nos debiera hacer pensar, tanto a profesionales médicos como pacientes, sobre la seguridad de algunas vacunas y su eficacia. Las políticas de vacunación deben cumplir con mayor rigor las evidencias médicas y las directrices éticas para un consentimiento bien informado.

Tomljenovic y Shaw señalan los siguientes puntos clave:

- Hasta la fecha, la eficacia de las vacunas contra el VPH en la prevención del cáncer de cuello uterino no se ha demostrado, al mismo tiempo que los riesgos de la vacuna aún no han sido evaluados por completo.

- Las actuales prácticas de vacunación contra el VPH en todo el mundo, con cualquiera de las dos vacunas contra el VPH, parecen no estar justificadas en cuanto a los beneficios para la salud a largo plazo, ni es económicamente viable, ni hay ninguna evidencia de que la vacunación contra el VPH (incluso si se demostrase eficaz contra el cáncer cervical) reduzca las tasas de cáncer de cuello uterino, más allá de lo que la prueba de Papanicolaou ya ha logrado.

- En conjunto, las reacciones adversas graves relacionados con la vacunación contra el VPH en todo el mundo incluyen muertes, convulsiones, parestesias parálisis, síndrome de Guillain-Barré (GBS), mielitis transversa, parálisis facial.

En resumen, Tomljenovic y Shaw dicen que las políticas de vacunación contra el virus del papiloma humano (VPH) y la medicina basada en evidencias están en desacuerdo. Para mas información visitar:

http://sanevax.org/

SANE VAX Inc, considera que se está presentando la información de manera parcial, sin decir con claridad la relación entre el riesgo de padecer cáncer de cuello uterino y la utilidad de las vacunas contra el VPH, no siendo científico ni ético. Estas prácticas no sirven a los intereses de la salud pública, ni reducen los niveles de cáncer de cuello uterino. Son necesarias evaluaciones independientes de seguridad de las vacunas contra el VPH y debe ser una prioridad de los programas de investigación patrocinados por el Gobierno.

BILL GATES Y LAS VACUNAS PARA REDUCIR LA POBLACION

Bill Gates, propietario de Microsoft, por sí solo contribuyó con 750 millones de dólares para un programa de vacunación para el tercer mundo. Su teoría está basada en:

INCREMENTO DE CO2 ->CAMBIO CLIMÁTICO->VACUNACIÓN->REDUCCIÓN DE POBLACIÓN:

Planteamiento del señor Bill Gates es que, debido al incremento de temperatura provocado por la emisión de CO_2 (eso que expulsamos las personas al respirar), hay que hacer que respiren menos personas y esto se puede conseguir mediante las vacunas.

NOTA: Se recuerda la farsa inventada del aumento de la temperatura debido al incremento del CO_2 ha sido descubierta, demostrada y denunciada ampliamente aunque los medios de comunicación sigan hablando de ella impunemente amparados por SUS CRIMINALES AMOS.

Cómo nos supo vender <u>Windows</u> a toda la población este maestro de la comunicación. Conseguirá vendernos ahora también el exterminio poblacional en ampollas de vacunas, o quizás en alimentos transgénicos?

En una reciente conferencia de TED en Febrero de 2010, el billonario de Microsoft, Bill Gates, que ha donado cientos de millones de dólares a nuevos esfuerzos de vacunas, habló sobre el asunto de las emisiones de CO_2 y sus efectos sobre el cambio climático

"El mundo hoy tiene 6.8 billones de personas... eso se dirige a 9 billones. Ahora, si hacemos un trabajo realmente grandioso con las nuevas vacunas, cuidados médicos y servicios de salud reproductiva podremos bajar esto en tal vez un 10 o 15 %."

Reducir la población mundial mediante vacunas..

Esta declaración de Bill Gates no tuvo dudas, vacilaciones ni ninguna indicación de que podía haber sido un error. Aparece como deliberado, calculada parte de una presentación coherente y bien desarrollada.

Así, qué significa que Bill Gates diga "si hacemos un trabajo realmente grandioso con las nuevas vacunas... podríamos bajar la población por 10 o 15 %?" Claramente, esto implica que las vacunas son un método de reducción de población. Igual lo es el "Sistema De Salud (Health Care)," —es más un "sistema de enfermedad", que de hecho daña más gente de la que ayuda.

Tal vez ese sea el punto del asunto. Dado que la tecnología de las vacunas no ayuda a casi nadie desde un punto de vista científico, levanta la pregunta: Para qué se impulsa a las vacunas tan fuertemente, para empezar?

Bill Gates parece estar diciendo que uno de los propósitos principales es reducir la población global, como mecanismo para reducir las emisiones de CO_2., pueden ver el video ustedes mismos para oírlo de su propia boca, visitar:

http://www.naturalnews.tv/v.asp?v=A...

Cómo se pueden usar vacunas para reducir la población mundial?

Hagamos un experimento mental del asunto. Si las vacunas se usan para reducir la población, obviamente tienen que ser aceptadas por la mayoría de la gente. De otro modo, el esfuerzo de reducción de población no sería muy efectivo.

Y para que sean aceptadas por la mayoría de la gente, obviamente no pueden matar a la gente de una sola vez. Si todos empezaran a caer muertos a las 24 horas de recibir la vacuna de gripe, el peligro de las vacunas sería evidente muy rápido, y las vacunas serían quitadas de circulación.

Así, para que las vacunas se usen como un esfuerzo efectivo de control de población, realmente solo hay 3 modos en que teóricamente pueden ser "efectivas" del punto de vista de los que quieren bajar la población:

- Pueden matar despacio de modo que no se note, tomando efecto sobre tal vez 10 – 30 años al acelerar las enfermedades degenerativas.
- Pueden reducir la fertilidad y por ende dramáticamente reducir las tasas de natalidad en el mundo, reduciendo la población sobre varias generaciones. Este método de "muerte lenta" puede parecer más aceptable a los científicos que quieren ver

caer la población, pero que no tienen el estómago de matar a la gente de una vez con la medicina convencional. Ya hay evidencia de que muchas vacunas provocan abortos.

- Pueden aumentar la <u>mortalidad</u> de una pandemia futura. Teóricamente, los esfuerzos de vacunación generalizados serían seguidos por la liberación deliberada de algún virus de gripe altamente virulento, con una alta tasa de fatalidad. Este enfoque de "arma bacteriológica" podría matar a millones de personas, cuyos sistemas inmunes se hayan debilitado debido a la inyección previa de vacunas.

Este es el título y citaciones del estudio:

"Aumenta la vacuna de Influenza Estacional el riesgo de enfermarse con el virus pandémico 2009 A/H1N1?"

La corta respuesta es SÍ, las vacunas de <u>gripe estacional</u> de hecho aumentan la susceptibilidad al virus. En otras palabras, las vacunas estacionales podrían preparar a la población para una pandemia de "muerte dura" que erradicaría una porción significativa de la población global (tal vez 10 a 15 %, como sugirió Bill Gates).

Convenientemente, sus muertes podrían culparse sobre la pandemia, por lo tanto distrayendo la responsabilidad de los verdaderos culpables del plan. Como otro efecto útil para los asesinos de la población global, las muertes en distintos lugares pueden usarse como herramienta de miedo para urgir a más gente aun a vacunarse, y el ciclo entero se repite hasta que la población global se lleve a cualquier nivel controlable que ellos deseen...todo en nombre de sistema de salud.

Mientras más gente se vacune por el mundo ANTES de liberar el <u>virus</u> de la pandemia de "muerte dura", más poderoso será el efecto de este enfoque.

Algunos podrían llamarle casualidad pero yo no lo creo y me refiero a que recientemente los medios comunicaciones están diciendo de la nueva cepa de el virus de la gripe H5N1 y como siempre empieza en países del tercer mundo Asia, donde hay mas gentes.

Virus de Gripe Aviar Creado en Laboratorio tiene potencial de Acabar con Millones.

Científico responsable se está preparando para una tormenta mediática. Después de hacer cinco ajustes al virus H5N1 este se tornó más contagioso. Versión contagiosa de la gripe aviar podría causar una pandemia. Los científicos están divididos sobre si los hallazgos pueden ser publicados.

Un grupo de científicos está tratando de publicar los resultados de su investigación sobre cómo ellos crearon una versión del virus de la gripe aviar que podría acabar con la civilización.

El mortal virus es una versión genéticamente modificada de la cepa de la gripe aviar H5N1, pero es mucho más contagiosa y puede propagarse fácilmente entre millones de personas a la vez.

La investigación ha provocado una tormenta de controversia y los científicos están divididos, con algunos diciendo que nunca deberían haber llevado a cabo los experimentos

Ron Fouchier virólogo del Centro Médico Erasmus en los Países Bajos lidera al equipo de científicos que descubrió sólo cinco cambios en el virus aviar.

Fouchier admitió que la cepa es "uno de los virus más peligrosos que se pueden hacer", pero sigue siendo firme en que quiere publicar un artículo que describe cómo se ha hecho.

Paul Keim, director de NSABB, dijo: "No puedo pensar en otro organismo patógeno que es tan mortal como éste. No creo que el ántrax sea tan mortal como este."

Tradicionalmente, la investigación científica ha estado siempre abierta para que otros científicos puedan revisar el trabajo de otros y repitan sus métodos para tratar de aprender de ellos.

Sin embargo, numerosos científicos han dicho que creen que la investigación sobre la gripe aviar debería ser suprimida.

H5N1: Cuáles son los orígenes de un virus
que podría golpear a la humanidad..

Por Causa Popular.- El virus de la gripe aviar que comenzó a extenderse por el Viejo Continente, aún no ha llegado al continente Americano, ni se espera que esto suceda, al menos en el corto plazo.

El virus que transmite esta gripe mortal se encuentra en la fase en la que sólo se puede contagiar en contacto con animales enfermos. Los científicos, sin embargo, alertan que el virus podría llegar a mutar y transmitirse entre los seres humanos. Si eso pasara, las inmediatas comunicaciones que posibilitan el desarrollo del transporte en el mundo, podría lanzar a nivel mundial, la tan temida cuarta pandemia de gripe. Esta vez de un virus diez veces más mortal que el que mató en 1918 a 20 millones de personas.

Según Miguel Angel Cevallos, doctor en investigación biomédica básica, que trabaja en el Centro de Investigación de Ciencias Genómicas de la Universidad Nacional Autónoma de México (UNAM), en una nota difundida por el Argenpress.info el caso merece una precaución mucho mayor de la que recibe.

Según la Organización Mundial de la Salud (OMS), la gripe o influenza aviar es una enfermedad contagiosa causada por virus que afecta principalmente a las aves de corral y en menor grado a los cerdos. Según informa esta organización desde mediados de diciembre de 2003, varios países asiáticos reportaron brotes de gripe aviar en patos y pollos, así como en varias especies de aves silvestres y cerdos. La enfermedad se ha propagado con gran rapidez por varios países, lo cual no había pasado antes.

Para la OMS, un hecho que resulta alarmante es que se detectó una cepa del virus altamente contagiosa, conocida como H5N1, responsable de la mayoría de los brotes. Esta variedad del virus es muy peligrosa porque puede intercambiar material genético con los virus de la gripe humana y dar origen a un híbrido altamente nocivo y mortal para el hombre y la mujer.

Una persona infectada con ambos virus, puede servir como medio para que se de este intercambio genético. Si el nuevo virus tiene suficientes genes humanos, la transmisión de una persona a otra es más fácil y, si esto ocurre, las condiciones para el comienzo de una pandemia se habrán dado.

A la fecha, los equipos de la Organización Mundial de la Salud (OMS) están apoyando estudios para la rápida detección de la enfermedad, aplicación de medidas de control y la caracterización del virus H5N1.

Por ahora, la única forma conocida de evitar su contagio es sacrificando todas las aves infectadas o expuestas a la enfermedad, la cuarentena y desinfección de las granjas avícolas, además del control de la circulación de aves vivas dentro de un mismo país o entre países. Los últimos brotes en África son producto de la inmigración de pájaros desde Asia a ese continente.

La Dra. Viera Scheibner (Australia), la principal experta del mundo en lesiones por vacunación, **ha descubierto una conexión entre la vacuna triple contra la difteria, la tos ferina y la tuberculosis, y el síndrome de muerte súbita infantil** que ha sido científicamente demostrado. Muchos niños se han convertido en inválidos de por vida.

Muchos niños se vuelven pronto autistas después de sus vacunaciones. De acuerdo a un estudio en California publicado en Marzo de 1999, el autismo ha incrementado en un 273% en los últimos 10 años. Sólo en 1999, fueron registrados 1.685 casos nuevos (**"Autismo '99: Una emergencia nacional", Yazbak, 1999**). En Maryland, el autismo se incrementó en cinco veces en el mismo período. 1 de cada 149 niños ha desarrollado autismo pero actualmente en 2012 es 1 de cada 88 niños. Advertencias contra esta correlación ha sido escuchada desde hace algunos años, pero médicos ignorantes continúan propagando los mitos que las vacunas son completamente inofensivas.

Después de la Primera Guerra Mundial, en 1918 – 1919 cuando comenzaron las inoculaciones contra la gripe española, por lo menos **25 millones de personas murieron en todo el mundo** (India contaba con más de 12 millones de muertos, Italia con 400.000, Suecia con 38.000).

Los países que no pudieron acceder a la vacuna norteamericana (Grecia, Egipto) se salvaron. En esos países, nadie se enfermó.

El verdadero país de origen de la gripe española fue Estados Unidos, donde los soldados habían sido incubados contra posibles enfermedades infecciosas. Más de 500 millones de personas estaban infectadas. **Las vacunas han cobrado millones de vidas humanas y aún los programas de vacunación continúan.**

El Presidente Clinton admitió que la vacuna contra el tétanos que se envió al tercer mundo **causó esterilidad** en gran número (20,000)de mujeres (el Observador de Idaho, octubre de 1999).

La vacunación contra la influenza estacional Incrementa el Riesgo de Enfermedad a el virus pandémico A/H1N1 de 2009..

El estudio en definitiva, encontró que las personas que recibieron la vacuna contra la gripe estacional en 2008 se incrementaron las probabilidades de estar infectados en un 274 % por la gripe porcina H1N1 que aquellos que no se vacunaron contra la gripe de temporada.

Las vacunas contra la gripe de Temporada tienen un "efecto contraproducente"

Este resultado, que prácticamente todos los escritores principales de la salud natural abiertamente predijeron el año pasado, al parecer, sorprendió a los investigadores. Como se explica en el estudio publicado, "Danuta Skowronski y colegas informan los resultados inesperados de una serie de estudios epidemiológicos canadienses que sugieren un efecto contraproducente de la vacuna".

En este caso, el "efecto contraproducente" de la vacuna significa que trabaja en tu contra. Ponerse la vacuna parece realmente hacerlo más susceptible a la infección de (y con el potencia de morir) una futura pandemia.

Si esto le suena familiar, es porque hemos estado diciendo esto una y otra vez a todo el que quiera escuchar, las vacunas contra la gripe son una estafa médica. Es engaño de la "Big Pharm." Recibir la vacuna en realidad podría resultar en que usted puede morir por la gripe estacional o por el próximo brote pandémico que se presente.

Negligencia criminal de los CDC y de la OMS..

Así resulta que el CDC, la OMS(Organización Mundial De la Salud) y funcionarios de la FDA, todos ellos empujan estas vacunas tan fuerte que en la actualidad están enviando a la gente a sus tumbas.

Mientras tanto, todos se dedican a lo que considero que es evidente una negligencia criminal por no mencionar la solución simple, gratuita para prevenir prácticamente cualquier pandemia generalizada, la vitamina D3 y la terapia de la luz solar. La vitamina D, ahora lo sabemos, es más eficaz que las vacunas para prevenir la infección de la gripe, y la mejor parte es que hace que su sistema inmune este más fuerte para el futuro, no más un sistema inmune débil.

De acuerdo con las cifras oficiales de los CDC, más de diez mil estadounidenses murieron a causa de infecciones de gripe porcina. Cuántas de estas personas se podrían haber salvado si se hubieran tomado suplementos de vitamina D3 en lugar de una vacuna contra la gripe estacional. Esa es la pregunta que ahora se cierne sobre las cabezas de todos los vendedores de la vacuna la FDA, la OMS y los CDC que todavía no quieren admitir en un solo relato público de que la vitamina D podría haber salvado vidas. (o que la vacuna podría ser perjudicial para alguien).

Para escuchar estos agentes de Big Pharma decir, las vacunas siempre son buenos para usted, que siempre funciona, y nunca causan daño. Esas son las creencias de su culto a las vacuna, y no pueden dejarse llevar por la evidencia científica o de la realidad actual.

Lo que el nuevo estudio dice realmente...

En la primavera de 2009 la ola de la pandemia fue la oportunidad perfecta para hablar de la asociación entre la vacuna trivalente estacional antigripal inactivada (TIV) y el riesgo de enfermedad pandémica. En este número de PLoS Medicine, Danuta Skowronski y colegas informan sobre los resultados inesperados de una serie de estudios epidemiológicos canadienses que sugieren un efecto contraproducente de la vacuna. Los hallazgos se basan en único sistema canadiense de centinela casi en tiempo real para el seguimiento de la efectividad de la vacuna de influenza.

Y aquí está el truco real de lo que encontraron..

"... La recepción de TIV [la vacuna] en la temporada anterior (otoño de 2008) parece aumentar el riesgo de enfermedad por pH1N1 de 1.03-a 2,74 veces más, incluso después del ajuste por comorbilidades, edad y geografía.

En otras palabras, todos aquellos que fueron vacunados contra la gripe de la temporada anterior del 103% a 274% tenían más probabilidades de estar infectados con el virus H1N1 que aquellos que no se vacunaron.

Y este análisis sólo midio los efectos de un año de las vacunas contra la gripe estacional. Cuales podría ser los resultados si se dieran seguimiento a los patrones de los consumidores de vacunación en la última década.

Sin ninguna duda de que los que rechazaron las vacunas en ese número de años presentan las menores tasas de infecciones de H1N1. Al mismo tiempo, los que recibieron el mayor número de dosis de la vacuna en la última década, estarían mucho más propensos a ser infectados con la gripe pandémica H1N1 - quizás con un 500% más de probabilidades.

Todo se trata de la repetición de negocios..

Voy a explicar el pequeño secreto sucio del negocio de las vacunas, porque es exactamente el mismo pequeño y sucio secreto que el negocio farmacéutico: En realidad lo que quieren es que te pongas enfermo, para que regreses por más medicamentos (lo que hará aún más estar enfermos).

Mira, una vacuna realmente debilita su sistema inmune contra las infecciones futuras. Mientras mas vacunas usted se ponga, más probabilidades hay de contraer la gripe en años posteriores.

Los ingresos de la "Big Pharma" vienen de usted y los envía de vuelta al mundo con un sistema inmunológico debilitado aún más, perfectamente acomodados para repetir este ciclo sin fin.

La alta rentabilidad de los medicamentos de las Big Pharma siguen la misma estrategia: Medicamentos para la osteoporosis, por ejemplo, en realidad causan fracturas óseas. Las drogas psiquiátricas causan trastornos psiquiátricos. Los fármacos de quimioterapia pueden causar cáncer, y así sucesivamente.

Lo que las compañías farmacéuticas se han dado cuenta que un paciente curado es un paciente perdido. Sin embargo, un paciente en el que la enfermedad puede ser inducida por el medicamento es un cliente de la repetición. Entonces, las vacunas, los medicamentos y los tratamientos contra el cáncer en realidad se convierten en centros de beneficio y daño a cientos de millones de personas que luego buscan aún más atención médica donde se les prescriben fármacos aún más.

Cómo escapar de la oscura agenda de los empujadores de vacunas...

Los empujadores de vacunas tienen una agenda clara: quieren inyectar a todos - mujeres embarazadas, lactantes, las niñas y los adolescentes, los ancianos y los adultos incluso saludables - con vacunas. De este modo, se puede garantizar absolutamente una ganancia inesperada de negocio futuro (y beneficios) de todas las personas cuyos sistemas inmunológicos están comprometidos.

Una vacuna es un generador de repetición de negocios para las compañías farmacéuticas. No tiene absolutamente nada que ver con su salud, o para salvar a la gente, o detener una pandemia. Tiene todo que ver con atrapar al público en un ciclo de dependencia médica de la que nunca puedes escapar.

Pero se puede escapar. Es muy fácil: Simplemente decir NO a las vacunas y decir SI a la vitamina D y la luz solar. Es realmente así de simple, y lo mismo pasa con sus hijos, también. Cuando usted tiene la vitamina D y la buena nutrición, usted no necesita vacunas y es muy poco probable que coja cualquier gripe estacional.

No espere que el CDC o la OMS se eche a un lado y admitir esto, sin embargo: Estas personas siguen viviendo en la Edad Media de la medicina. Ellos todavía no han visto la luz (el sol). Ellos permanecen atados a sus creencias distorsionadas y oscuras en las sustancias químicas peligrosas y las agujas, son en un sentido muy real, las criaturas del engaño y la oscuridad que sólo buscan ganar poder al privar a las personas el acceso a información que podría salvar sus vidas - Información sobre los nutrientes, la luz solar, antioxidantes, hierbas anti-virales y muchos otros remedios que hacen las vacunas contra la gripe obsoleto.

El CDC, la OMS y la FDA, ellos gobiernan con intolerancia, con un punto de vista opuestos y sin tener en cuenta el valor de la vida humana. Censuran los descubrimientos científicos y conspiran con las compañías farmacéuticas para medicar enemigos en todo el mundo si lo necesitan o no.

Invocan el poder a través de la propagación del miedo, y toman gran consuelo en su poder para dominar a los inocentes. Y sin embargo, insisten en que su culto de vacuna es la creencia de una realidad - su Dios - y que cualquiera que se atreva a dar un paso adelante y cuestionar su mitología vacuna es un hereje que debe ser detenido o destruido.

Mientras tanto, estamos siendo despojados de nuestras mentes sanas y el sistema inmunológico a través de estos medicamentos y vacunas altamente neurotóxicos que nos hacen menos y menos humano con cada día que pasa. Es muy cierto que quienes están ya vacunados son los más susceptibles de ser vacunados de nuevo ... tal vez porque el daño cerebral inducido por la vacuna se hizo presente y destruido su capacidad de pensar por sí mismos.

Lo que los Señores Oscuros de la medicina occidental a lo que más temen es la verdad:

La verdad acerca de la luz solar. La verdad acerca de la vitamina D. La verdad acerca de la nutrición y la medicina natural, que hace que casi todo en la medicina convencional sea obsoleta. La verdad, de hecho, es lo que finalmente va a destruir esta conspiración de las tinieblas médica que ha cubierto nuestro mundo en la oscuridad durante el siglo pasado. Pero hay una luz al final del túnel y la luz solar lo es.

Porque mientras hay gente que está dispuesta a decir NO a las vacunas y medicamentos, siempre habrá esperanza de una revolución en la curación que ve el desmoronamiento del imperio farmacéutico y el surgimiento de una nueva era de libertad de curación.

Lo más **importante es Alimentar** bien a sus hijos para que puedan sobrevivir a la próxima pandemia grande que roba silenciosamente la vida de aquellos que tontamente creen en las vacunas. Vivimos y morimos por nuestras creencias, y los que creen en las vacunas puede muy bien morir por ellos.

"Para que conste, yo no he sido vacunados durante casi 40 años. Viajo con frecuencia, y estoy en los aviones y en lugares públicos concurridos sobre una base regular. Ni siquiera puedo recordar la última vez que perdi un solo día enfermo en la cama por cualquier gripe, pandemia o una infección de cualquier tipo."

No tengo miedo de la gripe porcina y casi seguro que ya he sido expuestos a ella, aunque yo nunca lo sabría porque nunca mostre ningún síntoma. Sinceramente, y honestamente creo que la próxima gran pandemia, cuando llegue, va demostrar una tasa de mortalidad devastadora para aquellos que dependen de las vacunas y medicina occidental y los productos farmacéuticos. **Recuerda mis palabras: Los supervivientes serán aquellos que rechazaron las vacunas.** ¿Será usted?"

Efectividad de vacuna para influenza en 1.5 %...

Escandalozo estudio revela vacunas contra la gripe que sólo previene la gripe en 1.5 de cada 100 adultos (no el 60% como lo han dicho)

"Un nuevo estudio científico publicado en The Lancet (revista medica Britanica) revela que las vacunas contra la gripe sólo previenen la influenza en 1.5 de cada 100 adultos que son inyectados con la vacuna contra la gripe. "Para mas información visitar http://www. naturalnews.com

Como Podemos aumentar nuestro
Sistema imunologico

Además de la data sobre las enfermedades, su origen y como combatirlas esta tambien aumentar nuestro sistema inmunologico, a través de un consumo de alimentos y vitaminas naturales (no sinteticas) con altas propiedades inmunologicas, como: Vitamina D3, Curcumin, aceite omega-3 de pescado y otros.

Pero antes de consumir estos alimentos, deben hacerse una prueba de los niveles en sangre de los neutrophilos, lymfocitos, y de esta forma usted sabe si tienes los niveles altos o bajo y en base a estas lecturas usted empieza el consumo de estos alimentos, como a los tres meses vuelve hacerse la prueba de la sangre y de esta manera va saber cuan fuerte esta su sistema inmunologico, mientras mas alto, menos enfermedades a causa de bacterias o cualquier tipo de virus, inclusive el virus de la gripe.

2-5- Industria Planes Médicos......

Las compañías de seguro poco hacen para combatir las enfermedades, ya que ellos son los que pagan las consecuencias, pero no les importa ya que estas compañías de seguro corren su negocio como si fuera la bolsa de valores y como le deje benéficio, van a seguir cogiendo tu dinero.

Vas a seguir comprando un plan médico que tienes que seguir pagándolo mensualmente por el temor a que pueda enfermarte, en otras palabras es mejor tenerlo y no necesitarlo que no tenerlo y necesitarlo, aquí es donde las compañías dicen que no te enfermaras y como si fuera un agente de la bolsa de valores calcularan las posibilidades y no importa cuál puede ser el resultado y ellos van a tener una ganancia, Y no le va importar reducir las enfermedades ya que vas a seguir pagando el seguro mensualmente sin importar de lo que cueste la prima del seguro.

Y cuando las primas suban y tu no puedas pagarla, entonces es tu problema ya que habrán otros que las pagaran y siempre van hacer ganancias.

Las compañías de seguro te va a mantener saludable...

Esto es una promoción de venta de las compañías de seguros, esta incluye los ya conocidos HMO (Organización De Mantenimiento De Salud) que se anuncian tanto, ofreciendo unos servicios en su HMO, ofreciendo **salud** con la idea que le compre sus seguros.

Esto es una mentira, el tener un seguro médico que le provee un camino mágico de una protección contra las enfermedades. La realidad es que ningún plan médico le ofrece a usted que vas a estar saludable.

Mientras usted siga tomando medicamentos y haciéndose pruebas rutinariamente que no necesita usted no está saludable.

Las Aseguradoras: Ganancias por encima de pacientes...

El presidente de AETNA, la tercera mayor compañía de seguros de salud en los EU recibio la cifra de $68.7 millones durante el 2010. Ron Williams ejercio opciones sobre acciones que valian unos $50.3 millones y se recaudo una suma adicional de $18.4 millones en salarios y otras formas de compensacion. Lo curioso es que dejo la compañía y ni siquiera el trabajo todo el año.

Entre el 2000 y el 2006, los salarios en EU aumento en 3.8%, pero las primas de salud aumentaron en un 87%.

De acuerdo con un articulo en el sitio web Mother Jones, las primas de seguro de salud para pequeños negocios en los USA aumento en 180% entre 1999 y 2009.

"Humana reportó un incremento del 65% en sus ganancias comparado con las del año pasado. A pesar de la recesión, las ganancias de las compañías de seguros médicos siguen subiendo al exprimir los bolsillos de los estadounidenses."

Estas ganancias se deben al aumento constante de las primas de seguro y su estrategia de 'control de costos, la cancelación repentina de pólizas a clientes enfermos; la clasificación de condiciones medicas de nacimiento como condiciones pre-existentes. En los últimos diez años, las primas de seguro pagadas por compañías a sus empleados se han duplicado. El costo de las primas ha aumentado tres veces más rápido que el incremento acumulativo de los sueldos. Según el "Kaiser Family Foundation", con base en California, Estados Unidos

Cómo lo hacen...

En Reno, NV, un dueño hispano de un pequeño negocio tuvo un bebé que nació con el paladar hendido. Después de que se lo operaron, la compañía de seguro le negó cobertura, alegando que tenía una condición pre-existente. La cuenta: $90.000.

Un reciente estudio de adultos quienes no tenían seguro médico patrocinado por su empleador, se encontro que el 36% fueron rechazados o se les cobraron altas primas cuando solicitaron una póliza individual, ya que se les encontró una condición pre-existente.

Al Comité de Salud del Senado de Estados Unidos se le sometió las propuestas demócratas que prohibirían a las compañías de seguros médicos negarles cobertura a los estadounidenses a causa de una condición pre-existente.

Su contrato, con la aseguradora estará protegido ...

No. Las aseguradoras eliminan la cobertura cuando los pacientes más lo necesitan mediante una práctica llamada "rescisión."

Esto les ocurre a personas con pólizas de seguro médico individual. Si a la persona se le diagnostica con enfermedades y requiere un tratamiento costoso como el cáncer, la aseguradora revisa el papeleo del paciente.

Si hace falta cualquier información, la aseguradora cancela la póliza. La práctica de la "rescisión" les ha ahorrado a las tres aseguradoras más grandes de Estados Unidos unos $300 millones.

El comité De Salud del Senado de Estados Unidos prohíbe que las compañías de seguros médicos cancelen las pólizas de manera retroactiva cuando una persona se enferma.

Son las prácticas de las aseguradoras legales, ...

Muchas veces no. Una investigación encontró que las aseguradores a través de todo el territorio de Estado Unidos no reembolsaron a muchos clientes por gastos pagados de su bolsillo por servicios de salud fuera de la red de médicos.

Unos 100 millones de estadounidenses pagan extra por servicios médicos fuera de su red de servicio, buscando tener más opciones.

La investigación señala que las aseguradoras más grandes sistemáticamente no reembolsaban a los clientes el 100% por servicios recibidos fuera de la red. De esta forma, lograban cobra más de la cuenta.

La reforma a los seguros médicos americano prohíbe el fraude, especialmente por parte de las aseguradoras privadas, al proveerle a las agencias estatales y federales nuevas herramientas para prevenir y eliminar el fraude.

En Estado Unidos es un lujo enfermarse...

Es un lujo enfermarse y es verdaderamente insostenible con los costos en el sector de la salud en Estados Unidos. No es posible por ejemplo que se tengan que pagar mensualidades de un Seguro Médico, a precios extremadamente exorbitantes.

No es posible que una emergencia médica en un hospital de Estado Unidos por algunas unas horas pueda costar de $4000 a $5000, y una hospitalización por 4 días cueste promedio 3000 dólares diarios, incluyendo todos los gastos.

Es la salud en Estados Unidos un derecho o un privilegio..

En los Estados Unidos el sistema de salud está bajo el dominio de las compañías de seguro, de las grandes farmacéuticas, de la práctica privada de médicos y hospitales, y por eso, es el sistema más privatizado del mundo.

Las compañías te venden un plan donde tú pagas una "prima" mensual—con el precio calculado a base de deducibles de miembros de la familia, la edad, si existen en los miembros del plan personas con enfermedades crónicas, Si se encuentra con una condición crítica como cáncer o una operación cardíaca, por ejemplo, es cuando muchas veces es informado que su plan de salud no cubre tal costo, o que no recibió permiso por la compañía de seguro para tal operación con anticipación. Es por eso que mucha gente cae en bancarrota o pierde su casa.

La manera de conseguir un plan de salud es individualmente, sacando un contrato de plan con la compañía de seguro, o en el trabajo, donde la compañía puede subscribir a una empresa de seguros para cubrir toda la fuerza laboral, y dependiendo en la situación del lugar de trabajo, si los trabajadores por ejemplo tienen sindicato y están organizados, el porcentaje que cubre el patrono para sus trabajadores puede ser más alto.

En el "Huffpost Business" comenta Wendall Potter del análisis de Thomas Reuters, en el año 2000 el 64.2 % y en el 2008 sólo 58.6% de las personas podían conseguir un plan de salud de su trabajo y para el 2009 solo el 54.6%.

En Estados Unidos, las personas tienen problema con los planes de seguro...

En este momento más de 55 millones de personas no tienen ningún plan o derecho a la salud, por no tener suficientes ingresos para pagar por un plan de cobertura

También ocurre que las compañías niegan la cobertura de un plan por considerar "algunos pacientes de alto riesgos" a sus ganancias, si por ejemplo, una persona padece de una enfermedad seria. Ha estos pacientes se conocen como "condición pre-existente".

La gente que más necesita la salud médica por estar enferma no puede conseguir el seguro por los cálculos de las compañías, que ante todo le dan prioridad a sus ganancias. Existen en los Estados Unidos más de 850 compañías de seguro.

La competencia y pelea para bajar los costos y aumentar las ganancias entre las compañías crea una situación donde cada entidad usa más y más restricciones para eliminar a la gente más "riesgosa", las que costarían más para recibir atención médica.

Se estima que la cifra de personas sin un plan de salud eran 45,7 millones en 2007, y que la crisis de 2008-2009 llegó a un total de 50 millones. En 1993, la cifra era de 37 millones, entonces es evidente que la situación está empeorando profundamente.

La publicación "American Journal of Public Health", en su edición de diciembre 2009. Según el informe, la revista estima que "el no tener protección de un plan de salud está asociado con hasta 44.789 muertes cada año en los Estados Unidos.

Cuando uno piensa en la cifra de las 55 millones de personas que no tienen ningún cobertura de salud en los Estados Unidos, gente que tiene que pagar gran cantidad de dinero simplemente para poder ser atendido por un médico cuando están en una situación crítica sin hablar del costo del tratamiento se puede imaginar el sufrimiento de esas 55 millones de personas cuando se enferman.

Para esa gran multitud de personas, su único acceso es cuando se enfermen seriamente y al fin van a un hospital público. Pero el cuidado en esos hospitales es terrible, debido a tanta gente pobre que espera horas y horas para ser atendido.

El tratamiento en esos hospitales es generalmente sólo para atender una emergencia aguda, y no para prevención, o tratamientos a largo plazo.

Cuando pierdes el trabajo...

Tienen que esperar que consiga nuevo trabajo, y aun así, esperar que otra compañía ofrezca un plan similar con la misma compañía de seguro para tener continuidad.

Con los altos índices de desempleo y la crisis, es más difícil conseguir trabajo y es muy fácil perder la protección de un plan de salud. En esta situación, se estima que, según CBS News.com en nov. 10,2010 en un período de un año, alrededor de 59 millones de personas estuvieron sin un plan de salud.

Ha habido algunas reformas mínimas para suavizar el impacto. Por ejemplo, la ley "COBRA" (Consolidated Omnibus Budget Reconciliation Act) que permite al trabajador que pierde su trabajo, continuar su mismo plan del trabajo, pagando el costo totalmente de sus propios bolsillos, hasta por 18 meses. Es por supuesto muy costoso pero permite al trabajador y familia continuar su cuidado de salud.

Fue cuando la administración de Obama ofreció, en su plan económico de este año, pagando 65% del costo de la COBRA por un período de nueve meses para los trabajadores que han perdido su empleo entre septiembre 2008 y diciembre 2009.

La de pérdida de los hogares por no poder pagar las hipotecas, muchas de ellas basadas en préstamos fraudulentos por los bancos. La crisis económica, incluyendo la crisis de la salud, con más del 62% de las personas que se declararon en bancarrota en el año 2009, fue por sus deudas con servicios médicos.

Y en un reciente estudio, 49% de las personas que perdieron sus casas por la falta de fondos (perdida de trabajo, altas tasas de interés), dicen que el costo de servicios médico les causó la pérdida de sus casas.

La gente permanece en trabajos que odia, sólo por el seguro. Los dueños de pequeñas empresas son incapaces de ofrecer cobertura médica para sus empleados o para ellos mismos. Los grandes negocios evitan colocar sus fábricas en los Estados Unidos; Toyota acaba de seleccionar a Canadá para construir una planta y así escapar de los costos médicos de Estados Unidos, que continúan.

Todo esto se resume en una sociedad menos saludable, más familias sufriendo el doble castigo de la crisis financiera y la crisis de salud, y más gente forzada a permanecer menús válidos.

La Organización Mundial de la Salud ubica al servicio de salud de USA en el puesto número 37 de un listado de 190 países, muy por debajo de Europa, y siguiendo de cerca a Chile y Costa Rica. Los Estados Unidos se desempeña incluso peor en los rankings de la OMS que miden el nivel de salud: un increíble puesto número 72.

La expectativa de vida en EE.UU. es más corta que en otras 27 naciones; los EE.UU. se compara con Hungría, Malta, Polonia y República Eslovaca en mortalidad infantil; solamente por delante de Letonia, entre las naciones industrializadas.

Un estimado de 15 centavos por cada dólar privado del sistema de salud de Estados Unidos se va simplemente en el papeleo.

El sistema de salud americano está lleno de HMO's, (Organizaciones de Mantenimiento de Salud), compañías de seguro, farmacéuticas, hospitales y los programas del gobierno, los costos administrativos suman aproximadamente el doble de los de un sistema de único pagador, como el de Canadá.

Esto no es porque los estadounidenses son menos eficientes que los canadienses; nuestro sistema Medicare, financiado públicamente, gasta menos de 5 centavos por cada dólar del presupuesto en gastos administrativos.

Y la Administración de Veteranos, que funciona como el sistema médico socializado de Inglaterra, gasta menos por paciente pero consistentemente supera a los proveedores privados en satisfacción del paciente y calidad del servicio.

2. 6 - Industria Médica....

Tenemos que hacer la salvedad de tres tipo de médicos, uno que es académico, que hacen los estudios y enseñan, estos son los menos, el otro tipo de medico es el comerciante los encuentras en oficinas privadas, hospitales clínicas y HMO estos son la mayoría y el tercero son aquellos que tratan los pacientes con traumas causadas por accidentes de todo tipo y que son cirujanos de trauma, estos también son los menos pero aun así ninguno de los tres tipos de medico curan enfermedades.

La práctica médica hoy día ha dejado de ser un medicina humanitaria para ser un negocio de la salud, la dignidad y la vida de las personas pasa a un segundo plano.

Los médicos han dejado los principios de Hipócrates a un lado. Los médicos hablan ya de miles de "enfermedades" cuyas causas desconocen y por tanto son incapaces de prevenir y de curar. Y se limitan a recetar fármacos que son inútiles sino que provocan además numerosas patologías.

Los médicos usan mucho una resonancia magnética, una radiografía o una ecografía que ayudan a veces a saber algunas cosas pero nada más. Entréguese una radiografía o una resonancia magnética a tres médicos especialista en la materia y es probable que se obtengan tres diagnósticos diferentes.

Los médicos cuando alguien está realmente grave lo internan en un hospital para procurar que esté relajado y lo dejan en ayuno o semi-ayuno, le "alimentan" con suero introduciéndoselo mediante goteo intravenoso y dejan al organismo que se recupere por sí mismo. Aunque para disimular se les ofrezca de vez en cuando algún fármaco suave para aliviar síntomas.

Los médicos son la tercera cause de muerte en Estados Unidos, causando más de 250,0000 muertes por año. Esto fue publicado por JAMA "Journal of the American Medical Association" La Dra. Barbará Starfield, de la escuela de Higiene y Salud Publica de la universidad de John Hopkins Baltimore, Washington DC dice que el sistema de salud de Estados Unidos contribuye a la mala salud por ejemplo, en las muerte por año como:

- 12,000 cirugías innecesarias
- 7,000 por error en medicación en hospitales
- 20,000 otros errores en hospitales
- 80,000 infecciones en hospitales
- 106,000 efectos negativos de medicamentos

Esto suma 250,000 muertes al año que fueron inducidas en pacientes por la actividad, o terapia utilizada por un médico.

Esta es la tercera causa de muerte por año después de muerte por enfermedades cardiovasculares y cáncer. El pobre rendimiento de los Estados Unidos, fue probado por un estudio de la organización Mundial de la Salud y ubica a Estados Unidos en la posición 15 de 25 países industrializados.

Y la clase médica quiere sacarse su responsabilidad con decir *que los pacientes se portan mal, fuman, toman alcohol y son violentos.*

Otros de los abuso de los médicos es que a los pacientes que tiene seguro le cargan más que aquellos que no tienen seguro. Los médicos nunca pierden, si el paciente no puede pagar un procedimiento hecho en la oficina y no se lo cobra al momento, le pasan una factura y si el paciente tarda en pagarla, el médico recure a una agencia de cobro, la agencia le paga el total de la factura con un descuento, que es la ganancia de la agencia de cobro, pero la agencia de cobro cuando va a cobrar al paciente, le cobra por el total de la factura y si no le paga, esta lo reporta a las compañías que evalúan el crédito, pero el médico cobra y no pierde nada.

Al igual que las compañías farmacéuticas que tiene y crean medicamentos para aliviar los síntomas, el médico sigue teniendo su mayor fuente de ingreso, fama y reputación practicando la medicina de no curar o sea la de aliviar los síntomas y no el ejercicio de la prevención activa.

El Acoso de los Médicos...

Si le dicen que la quimioterapia es su única oportunidad para sobrevivir el cáncer, debe saber que le mienten descaradamente o se han creído la propaganda de los fabricantes y se encuentran en un limbo de inocencia por ignorancia profesional.

El cáncer se debe curar antes de que se forme. Los estudios de la mayoría de las instituciones serias y de prestigio están de acuerdo, con ligeras diferencias, en que la prevención del cáncer esta en un cambio efectivo en el estilo de vida y de alimentación de la gente.

Cada vez que llega al punto de convencimiento social, las entidades médicas, respaldadas por los grandes intereses de las farmacéuticas y de los médicos como tal, se invierten millones en publicidad para convencer a la gente de que la quimioterapia cura el cáncer.

La osadía propagandista ha llegado al extremo de presentar a un joven, con su cabeza rapada, bendiciendo a los médicos que le dieron la quimioterapia, y elevándolos al nivel de los dioses de la salud. Esta farsa publicitaria eleva al rango de honorables los efectos devastadores de los tratamiento quimioterapéuticos que deforman el físico de los afectados, los deja calvos y sin energía física para sobrevivir apenas.

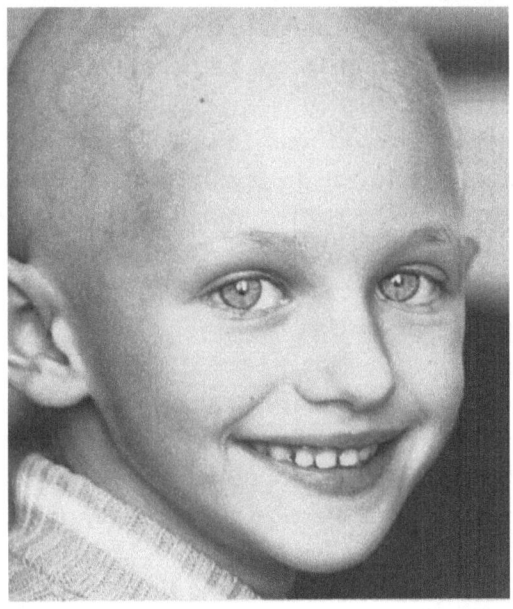

En este tipo de publicidad siniestra, han tenido el atrevimiento de usar niños que ya murieron. Los familiares tienen que revivir el angustioso vía crucis que pasaron tratando de salvar a sus hijos.

El gasto tan alto en que incurrieron, desestabilidad en la economía familiar por años, para nada. A la industria del cáncer parece no importarle el sufrimiento de los miles de personas que son sometidas a los crueles tratamientos.

Basados en las estadísticas disponibles, podemos estimar que tratar el cáncer con métodos supresivos (ej. Radiación, quimioterapia y cirugía) reduce la oportunidad de una completa remisión de un 28% a un 7%

menos. En otras palabras, estos tratamientos son responsables de la muerte de 21,000 por cada 100,000 pacientes de cáncer.

Estos 21,000 pudieran recuperarse sin haber recibido tratamiento alguno. De acuerdo con la Sociedad Americana del Cáncer, la tasa de mortalidad estimada en 2008, fue de 565,650 en hombres y mujeres lo que es un total de 6,000 muertes más que en el año 2007.

Más de medio de millón de muertes suceden en un país donde se supone que existen los más modernos y avanzados métodos de tecnología médica y de tratamientos del mundo, lo que indica claramente que tanto los protocolos médicos como los tratamientos para el cáncer están totalmente desviados de la lógica, de la razón y del mejor interés público.

El Negocio del Cáncer

Nunca le ha dado curiosidad saber por qué los tratamientos de la medicina convencional para los pacientes de cáncer siempre son los mismos, aun cuando la mayor parte de los pacientes mueren en menos de un año después de haberlos empezado.

Las escuelas de oncología evitan tocar el tema de la alimentación y su relación con el cáncer debido a que esto les crea complicaciones adicionales a los oncólogos. Esto es una de las pantallas/cortinas mejor preparadas del teatro clínico moderno.

La impotencia científica de no poder curar se justifica con miles de términos y subterfugios que, al fin y al cabo, solo logran confundir al asustado paciente que ha recibido un diagnostico preocupante, quien no puede pensar con claridad ni mucho menos tomar decisiones importantes para sobrevivir.

El cáncer puede ser diferente de persona a persona, pues la sangre toxica y las debilidades genéticas de cada individuo hacen que se manifieste de forma diferente y que tenga connotaciones especificas. Para la oncología moderna, esto es muy complicado y justifica un protocolo de manejo diferente, pero que a la postre termina en cirugía, quimioterapia, radioterapia o todas las anteriores.

Las causas de cáncer no son tan complicadas de discernir si se parte de las premisas básicas de causa y efecto.

La formación de un tumor solo se da en circunstancias donde el organismo no puede eliminar por las vías naturales los residuos tóxicos de la alimentación y/o la invasión de químicos tóxicos a los que está expuesto, incluyendo las drogas y medicamentos recetados.

La naturaleza tiene mecanismo para acumular estas sustancias de desecho en lugares donde la genética lo permita y es así que se forman los quistes y tumores, los que con el paso del tiempo pueden convertirse en un cáncer agresivo.

La preocupación de la medicina moderna es identificar y clasificar el tumor: si es invasivo y si tiene ciertas proteínas en la superficie de la célula maligna, le ponen nombre y apellido, y si lo van a tratar con cirugía, con quimioterapia o radioterapia, o con todo un arsenal de químicos.

Sin lugar a dudas, las estadísticas de incidencia de cáncer seguirán aumentando cada año en todo el mundo y esta tendencia solo se puede detener cuando la gente aprenda la importancia de una alimentación sana, sencilla y desintoxicante, que le permita a los órganos filtros hacer su trabajo sin que queden cantidades peligrosas de radicales libres, proteínas no metabolizadas (como las de soja) y químicos tóxicos provenientes de la alimentación y de la exposición químico tanto ambiental como biológica.

Millones de personas que recibieron quimioterapia y tratamientos médicos devastadores yacen en sus tumbas como testimonio a la ineficacia de las terapias invasivas y toxicas de cáncer y no necesariamente por el cáncer mismo.

Si usted todavía cree en la propaganda medica que algunos médicos le hacen a la quimioterapia, lea esta experiencia con uno de los pasados secretarios de prensa de la Casa Blanca en Washington, D.C., el fenecido Tony Snow, quien murió en el mes de julio del 2008 a la edad de 53 años y quien laboraba en aparente muy buen estado de salud para el gobierno Norteamericano.

En el año 2005 a Snow le habían removido el colon y recibió seis meses de quimioterapia cuando le diagnosticaron el cáncer. Dos años después, en el 2007, a Snow lo intervinieron de nuevo para removerle un crecimiento en su área abdominal cerca del sitio donde se produjo el cáncer originalmente. La Dra. Allyson Ocean, M.D., oncóloga especializada en gastroenterología en el Weill Cornell Medical Center y profesora en el Weill Cornell Medical College dijo:

"Esta es una condición muy fácilmente tratable, debido a las terapias con que contamos, la mayoría de los pacientes pueden volver a trabajar y a vivir vidas normales mientras se tratan".

En estas palabras hay una sentencia de muerte en la frase "mientras se trata" y en el caso de Tony Snow, la doctora Ocean uso un lenguaje en el que libraba su responsabilidad personal, poniéndola en el paciente mismo.

El acta de defunción para la prensa decía que Snow había fallecido de cáncer del colon. Pero Snow no tenia colon hace años. El cáncer no se detuvo y regreso.., De donde.. Se regó.., A donde?

La corriente mayoritaria insiste en que Snow murió de cáncer del colon. A nadie se le ocurre pensar que es extremadamente difícil para un enfermo que recibe quimioterapia curarse de cáncer. Antes de que Tony Snow comenzara sus tratamientos de quimioterapia se veía saludable y fuerte. Pero después de unas semanas de tratamiento su voz se apago, su cuerpo se volvió frágil, su piel se torno grisácea y se le cayó todo el cabello. Ciertamente el cáncer no causa esto, la exposición toxica química indudablemente si lo hace.

Las investigaciones más recientes ponen en duda la supuesta efectividad de la quimioterapia para salvar gente.

La diferencia entre tratar y no tratar con quimioterapia, según la investigación que efectúo el Departamento de Radiación y Oncológica de Northern Sydney Cáncer Centre de Australia, fluctúa entre 2.3% en Australia y 2.1% en Estados Unidos.

Esta diferencia no compensa el alto costo de las quimioterapias y la pobre calidad de vida, el tremendo sufrimiento y la injuria a la dignidad del paciente que sufren las personas sometidas a estos tratamientos en comparación a los no tratados que sufren mucho menos.

De acuerdo a un informe estadístico publicado por el Departamento de Comercio de Los Estados Unidos de América, los médicos oncólogos devengan un promedio de $375,000 por paciente por quimioterapia, radiación, rayos x, cirugías, estudios hospitalarios y anestesias.

Luego de estudiar los datos, solo hay una conclusión lógica el tratamiento convencional para los enfermos de cáncer no tiene como propósito mejorar la calidad de vida del paciente, ni salvar la misma. Es simplemente un negocio.

Mamografías: Un arma al servicio de la industria medica y la Industria del Cáncer...

El mes de octubre es el **"Mes de Concientización sobre el cáncer del Seno y Por qué no llamarle Mes de la Prevención del Cáncer de Seno"**

Bueno, se supone que tú nada más estés "consciente" del cáncer del seno pero no se supone que hagas algo para prevenirlo. Casi todo el mundo sabe de la existencia de la enfermedad, sino que el propósito es incrementar el miedo de manera que más mujeres vayan a hacerse una mamografía para detectar cáncer.

Por qué no se hacen campañas para prevenir el cáncer, porque prevenir el cáncer del seno reduciría el número de pacientes y de esta manera dañaria las ganacias de la industria del cáncer y la industria medica. El verdadero engaño en todo esto es; No necesitamos ninguna nueva investigación para prevenir el cáncer del seno, ya que hoy día se sabe cómo se puede prevenir en un 90% y curarlo.

Las llamadas organizaciones privadas que se dedican a recolectar dinero para "Research", llevan más de 50 años buscando la cura del cancer, asi que hay que preguntarse en esos 50 años que han hecho con los millones recolectados.

Tiene la osadía de presentar casos curadados, especialmente de mujeres entonces encontraron la cura? porque no utilizan estos tratamientos para los casos nuevos.

Por otro lado quienes hacen los "research". Actualmente las compañías farmaceuticas le dan a las instituciones privadas, y estas son las universidades, una estructura de una molecula que ha sido ya patentizada o registrada a nombre de la compañía y las universidades recibe la ayuda economica para estos estudios y luego la compañía somete la data al FDA y mercadea el nuevo producto, de esta forma las farmaceuticas ahorran dinero ya que ellos ya no tienen que hacer los estudios en sus laboratorios.

Entonces donde va el dinero que recogen estas organizaciones privadas, es un fraude que no quieren dejar, en otras palabras se lo reparten entre los ejecutivos, y siguen engañando a la gente. Es tan sencillo cómo consumir vitamina D, comer saludablemente hacer ayunos y consumir alimentos con propiedades anti cancerígeno

Las Biopsias pueden causar metástasis ...

Supongamos que usted un día se encuentra un bulto en el seno. Lo más probable es que se tiene que hacer una biopsia para saber que es. Puede ser un cáncer y hay que hacerse los estudios correspondientes.

Si es cáncer, el cuerpo que es muy sabio lo va encapsular. Construye una pared alrededor del tumor para evitar que las células cancerosas se diseminen por el cuerpo y esto lo hace para proteger al cuerpo del cáncer Pero nos hacemos la biopsia, se toma una muestra del tejido, para hacer el análisis de laboratorio.

El problema es que para tomar la muestra, hay que perforar el tumor. Esto abre un orificio por el cual las células malignas pueden entrar al torrente sanguíneo y diseminarse por el resto del cuerpo, esto puede ocurrir también con la mamografía ya que para tomar bien la imagen tiene que hacer presión sobre el seno y esto puede romper la capsula que cubre al cáncer.

A pesar de una mejor tecnología y la disminución de la dosis de radiación los científicos siguen afirmando que la mamografía es un riesgo importante.

El Dr. John W Gofman, una autoridad sobre los efectos de la radiación Ionizante, estima que el 75 % de cáncer de mama podría prevenirse evitando la exposición a la radiación ionizante y esto incluye las mamografías y rayos x.

Además de la radiación nociva, las mamografías ayudan a difundir las células cancerosas,(si ya hay un cáncer existente) y esto es debido a la presión colocado en el pecho durante el procedimiento. Esto causa que las células cancerosas existentes produzcan metástasis de los tejidos del seno.

Por otro lado si la mujer resulta sin cáncer en ese momento de la mamografía, los investigadores han encontrado un gen, llamado oncogén AC, que es muy sensible a incluso a pequeñas dosis de radiación.

Un gran porcentaje significativo de mujeres en los Estados Unidos tienen este gen, y podría aumentar su riesgo de cáncer inducido por la mamografía. Y se estima que más de 10,000 morirán de cáncer de mama este año debido a este mecanismo que produce la mamografía.

Estudio realizado en el Canada encontró un aumento del 52 % de la mortalidad por cáncer de mama en mujeres jóvenes debido a una sola mamografía anual practicada.

**Para tomar una mejor imagen del seno,
tienen que hacer presión en el seno**

"Maquina de hacer Mamografias"

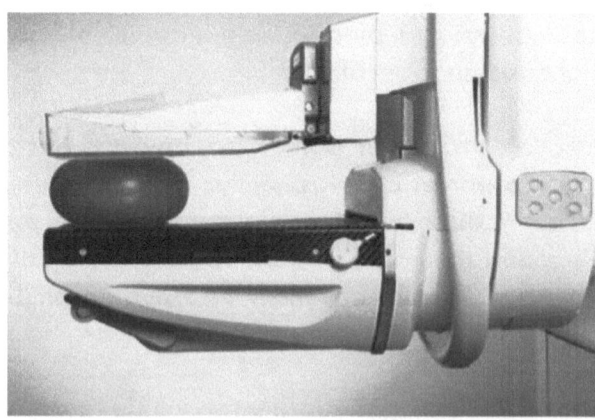

**La incidencia del cáncer de mama aumenta
en un 78% con mamografías**

Ninguna de esta información se da a conocer a las instituciones que se dan a la tarea de pedir ayuda económica al pueblo y especialmente a las mujeres, por el contrario se le deja saber del peligro de no chequearse, hacerse una mamografía, pero nada de la prevención.

La biopsia puede hacer de la noche a la mañana que tengas metastasis. Los tipos más frecuentes de cáncer (seno y próstata) crecen lentamente, encontrarse un tumor maligno no es una urgencia. Hay tiempo para buscar tratamientos naturales, si se utiliza la biopsias pues deja menos tiempo para empezar un tratamiento.

Tener un tumor maligno es un gran problema. Tener un tumor maligno y además metástasis en otras partes del cuerpo, es un problema mayor. Y causar una metástasis con un simple examen médico es una tragedia.

Usted dirá: si es cáncer, el médico me dirá que hacer.

El médico solo tiene tres tratamientos oficiales para el cáncer, quimioterapia, radiación y cirugía:

- Quimioterapia, esta no extiende ni mejora la vida en la gran mayoría de los casos.
- Radiación, esta tampoco extiende la vida, además puede causar cáncer cuando hace uso indebido de radiografía. Las dosis que se usan en la radioterapia oncología son mayores que las de una radiografías.

Si las pruebas que se utilizan y los tratamientos oficiales no curan, ni siquiera alargan la vida, entonce que hacer?

En primer lugar hacerse una prueba de Ultrasonido del pecho. La eco-grafía utiliza ondas sonoras para producir imágenes de las estructuras profundas dentro del cuerpo. Su médico puede recomendarle un ultrasonido para ayudar a determinar una anormalidad en los pecho, es probable que sea un quiste lleno de líquido o una masa sólida, que puede ser benigno o canceroso. Ultrasonido de pecho es útil para guiar la biopsia radiológica para obtener una muestra de tejido del pecho si una masa sólida se encuentra.

El Ultrasonido de mamaria en color es el mejor medio de diagnostico para las enfermedades de las mamarias gracias a sus ventajas sobre otras tecnicas, ver la siguiente tabla:

Ultrasonido = Sonograma: CAD = Diagnóstico asistido por computadora

	Ultrasonido Mamarias CAD En Color	Ultrasonido Mamaria Convencinal	Mamografía Radiológica
Sensibilidad	99.8%	0 a 17%	0 a 11%
Peligro por Radiacion	No	No	Sí
Diferencia Solidos de Liquidos	Sí	Sí	No
Puede Practicarse en Embarzo y a cualquier edad	Siempre	Siempre	No
Duele	No	No	Si
Analisis C.A.D.	Si	No	No
Imagenes a Color	Si	No	No
Evita la Mamografia	Si	No	No
Debe Complementarse Ultra Sonido	No	Frecuentemente	Siempre

Maquina de ultra sonido, en este ejemplo, se le esta haciendo sonograma a una mujer embarazada

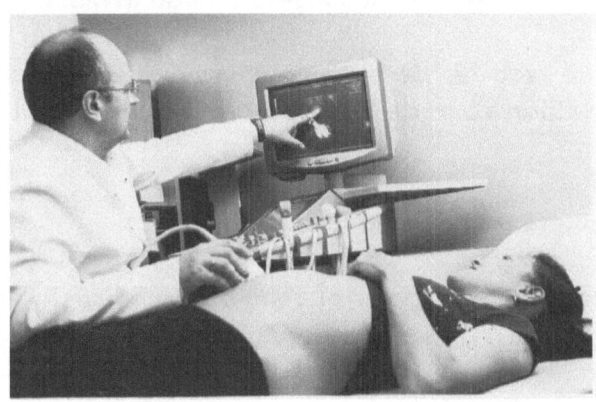

Esta tecnología se usa en mujeres embarazadas para saber el sexo del hijo, esto puede proveer información útil del cáncer, como el tamaño y forma del cáncer, "Porque los médicos no usan esta herramienta tan importante, ya que no produce ni efectos secundarios ni dolor"?

Pues la razón es porque no se usaría las mamografías, ni la biopsia, ni produciría radiaciones para producir cáncer donde no lo hay y se afectaría grandemente los beneficios económicos tanto del médico, las farmacéuticas y las compañías que producen productos para estas maquinas.

Antes de hacer una biopsia o cirugía, el paciente o las personas con esta preocupación si tienen o no tienen cáncer hacerse un ultrasonido o ecografía del pecho.

"Para el 2010 y en el Jackson Hospital de Miami, Florida, en un análisis de rutina con ultra sonido a color a una paciente embarazado se le encontró un tumor canceroso que salía de la boca de la criatura que estaba en el vientre y en combinación con la Universidad de Miami han utilizado una maquina de ultra sonido a color y se le pudo extirpar la masa cancerosa y a la misma vez cauterizar la parte dentro de la boca fue un éxito y hoy día la niña tiene dos años y está saludable."

Solo se utilizo un ultra sonido para detectar y extirpar el cáncer, la pregunta hacerse es porque no utilizan el mismo equipo para los cáncer de seno, pues porque ganan más dinero usando la mamografía.

Los médicos le van a decir un sin número de situaciones para convencerlos de darse una de las tres alternativa a la cual ellos pueden usar.

Como por ejemplo: El Paciente dice..

- "Yo tengo una bola en el seno", **el medico** le va a decir si es cáncer o no, es mejor hacer un chequeo, debe hacer una biopsia..
- Usted necesita una biopsia rápidamente, son segura y sin dolor y lo puedo hacer aquí en la oficina..

"No me parece que es maligno, no creo que sea cáncer pero es mejor estar seguro que luego lamentarse, vamos hacer la biopsia para ver y a asegurarnos."

"Una vez tenga la biopsia y se encuentra que es cáncer hay que empezar el tratamiento inmediatamente. Y el médico ya sabe que cuando hace la biopsia, va a romper la cápsula que protege el cáncer y se va regar y por eso recomienda el tratamiento inmediatamente para el medico protegerse."

Pero hay médicos que son consientes y le dicen todo, por ejemplo el médico puede decirle:

"Usted tiene un tumor y creo que debe hacerse una biopsia. Pero quiero dejarle saber que parece que el tumor no está creciendo rápidamente, y si se toma un mes más para pensarlo no corre ningún peligro. Pero si se hace la biopsia y es cáncer, usted no puede esperar un mes para decidir. Y le va a decir, si es canceroso, esta son los tres tratamientos legales que puedo ofrecerle radiación, cirugía y la quimioterapia. Esto es lo que cada médico quiere para usted."

Analisis final:

Muchos médicos tienen desconfianza de las mamografías debido a la enorme tasa de diagnósticos falso positivos. En un gran estudio llevado a cabo con más de 60,000 mujeres, los investigadores encontraron que el 70% de los tumores detectados, no eran realmente tumores.

Estos resultados falso positivo crean una gran cantidad de estrés emocional en los pacientes y los familiares cercanos. Y aún peor, estos resultados llevan a practicar innecesarias biopsias invasivas. Las investigaciones han mostrado que el 70-80% de todas las mamografías positivas no mostraron la presencia de cáncer en los resultados derivados de las biopsias practicadas posteriormente.

Los falsos positives y las biopsias innecesarias pueden alterar dramáticamente la salud individual. Muchas mujeres han pasado por una innecesaria quimioterapia, radioterapia y mastectomías después de recibir los resultados falso positivos de una mamografía. Esto crea un enorme círculo de estrés económico, emocional y físico en las personas debido a las limitaciones de este tipo de pruebas.

Un ejemplo, de estos procedimientos erróneos, es el de la Presidenta de Argentina (Cristina Fernández), donde se le diagnostico un cáncer de la garganta y fue operada y resulto después que no era cáncer, la mutilaron y fue una cirugía innecesaria.

Las mamografías de rutina exponen a las mujeres a una excepcionalmente alta cantidad de radiación ionizante. Las radiaciones ionizantes es algo a lo que todos estamos expuestos en la naturaleza y el cuerpo puede manejar cierta cantidad anualmente sin volverse riesgosa. Una serie de mamografías (2 Rayos en cada seno) es equivalente a 1000 dosis de la radiación para una radiografía de pecho o columna vertebral.

Debido a esta enorme cantidad de radiación, muchos expertos advierten que las mamografías de hecho incrementan el riesgo de cáncer de mama. El Instituto Nacional del Cáncer, de EEUU, ha establecido que las mamografías son especialmente peligrosas para las mujeres jóvenes.

El Dr. Charles Simone, un asociado clínico en inmunología y farmacología en el Instituto Nacional del Cáncer, en EEUU, a abogado fuertemente en contra de las mamografías. El dice que, "las mamografías incrementan el riesgo de desarrollar cáncer de mama, y aumenta el riesgo de extender o metastatizar un crecimiento existente.

Los profesionales de la salud (médicos) tienen la responsabilidad de brindar un estándar de atención que promueva el bienestar del paciente. Por desgracia, esto no siempre sucede, y la negligencia de los médicos causa diagnósticos erróneos que le generan al paciente nuevos problemas de salud.

Los medicos no son dioses, pero nosotros los endiosamos, ya que hay la creancia de que los medicos se la saben todo y lo hacemos responsable de nuestra salud.

Pero todo persona que se hace medico, le pasa lo mismo que cualquier universitario, pasan el curso o la nueva profesión con notas de A,B,C y hasta D, lo que quiere decir que un medico pasa la reválida con una nota que puede ser C, pero estos resultados nunca lo va a ver corgando de la pared, solo vera el diploma. Pero nosotros no pensamos en estos y estas notas bajas son indicio de falta de conocimiento y por eso hay que tener cuidado con el médico que trata a uno, ya que se cometen muchos errores.

Capítulo 3

Cuerpo Necesita Energía

El cuerpo necesita alimentos para vivir, como proteínas, grasas, vitaminas. Pero lo más importante es que se genere energía, ya que el cuerpo necesita energía para todas las funciones del cuerpo incluyendo el cerebro desde que uno nace hasta adulto y el único alimento que da energía consistentemente al cuerpo son las grasas saludables.

El cuerpo humano es una planta de energía caminante, y para poder hacer funcionar esta planta requiere de producción de energía en otras palabras el cuerpo es una refinería de reacciones químicas y esto se origina primero por la alimentación o los alimentos que se consume.

Para que tenga una idea más clara, cuando el médico le da una receta para un laboratorio, el laboratorio no hace pruebas de las comidas que usted consume, de lo que si hace son pruebas de sangre que contienen los nutrientes que se consigue de los alimentos que usted consume y los resultados que se obtiene en la prueba son expresado en ingredientes químicos o formulas químicas en base a por cientos que el cuerpo tiene en el momento de la prueba de esos químicos comparados con por cientos estándar pre establecidos por la medicina para determinar los niveles normales en sangre que determina que su cuerpo está funcionando bien y de haber unas diferencia negativas da indicio de que el cuerpo no está funcionando bien.

Estos nutrientes actúan con los químicos naturales que tiene el cuerpo para producir una reacción química y producir un resultado, que básicamente el resultado de esta reacción que es la energía que hace funcionar todo el cuerpo y sus partes.

Y según el alimento que usted consume o deje de consumir, hay una reacción química que va dirigida a una parte del cuerpo en particular, esto incluye hormonas, órganos vitales, células sistema circulatorio sistema nervioso para mencionar algunos más importantes.

Ahora bien, las enfermedades y el bienestar del cuerpo está regulado por un balance de químicos en el cuerpo y para algunos puede ser difícil de entender que la base de este balance del cuerpo está en las manos de las llamadas grasas esenciales, estas grasas no las produce el cuerpo y tiene que conseguirla a través del consumo de alimentos a diario.

"Una vez más, es importante que conozcan la siguiente información, no pretendemos que sea un experto en bioquímica, pero le va a dar los detalles porque ocurren las enfermedades y como eliminar las enfermedades para que tenga una mejor salud balanceada."

En nuestra sociedad la grasa es un tabú y se ha llegado a evitar la grasa para perder peso y creer que de esta manera estaremos más saludables, ya que están asociadas con muertes provocadas por enfermedades cardiovasculares, cáncer, diabetes y enfermedades degenerativas que matan el 68 % de la poblaciones americana (ver tipo de grasas más adelante).

Aproximadamente hace 100 años estas enfermedades eran raras, lo que nos dice es que estas muertes vienen de enfermedades relacionadas a un estilo de vida, alimentación y no con la genética.

En el 1982. el comité del Premio Nobel De Medicina, premio a, John Vanee, Sune Berstrom y Bengt Samuelsson por el descubrimiento de los eicosanoides y de su función en controlar cada función del cuerpo humano y la relación con las enfermedades.

Hoy día hay más de 87,000 artículo publicados en revista profesionales sobre los eicosanoides.

Los eicosanoides son una hormona pero diferentes a otras hormonas del cuerpo que se origina de glándulas especiales, la hormona eicosanoides se encuentra en más de 100 billones de células del cuerpo humano, su trabajo principal es mantener el balance del cuerpo para que este funcione bien y este saludable.

Cada célula tiene un eicosanoide "Bueno "y un eicosanoide "Malo" y las enfermedades se deben a un desbalance de los eicosanoides, más especifico, una producción excesiva de los "Malos".

Que son las Enfermedades?

Son un proceso inflamatorio provocado por un desbalance de las hormonas Buenas y de hormona Malas (eicosanoide).

La inflamación crónica es una palabra vieja por conocerse y nueva para muchos círculos de salud y médicos. Al igual que un fuego sin atender, la inflamación crónica lentamente se va regando produciendo serios problemas metabólicos con implicaciones mayores para su salud a términos prolongados.

La inflamación crónica (más adelante comentamos en detalle) es una que está por debajo del umbral del dolor, en otras palabra usted no sabe que está ocurriendo dentro de usted, pero sigue desarrollándose por año hasta que a parece una de las enfermedades crónicas. Si por año a tenido inflamación silenciosa y aunque no te sientas enfermo, esto no significa que estas bien.

Si tienes dolor agudo o enfermedad crónica, tienes inflamación y algunas de las enfermedades relacionada a la inflamación son: Parkinson: Cáncer: Esclerosis Múltiple: Alzheimer: Cardiopatia: Lupus: Diabetes 2: Artritis: Ezcema: Inflamación Intestinal: Aterosclerosis: Hipertensión Arterial: Osteoporosis: depresión y otras.

Lo que afecta estos balance de las hormonas "Buenas" y "Malas" y la cantidad de estas hormonas se ve afectada por el tipo de grasas consumidas en la dieta.

Y existe un intercambio competitivo entre los ácidos grasos poli no saturados y la liberación de dichas hormonas, responsable de la inflamación. Las hormonas de inflamación son hormonas "Malas" y son derivados del ácido araquidonico (AA) que es un ácido graso **Omega-6**

Y usted equilibra su salud equilibrando las grasas a través de las grasas esenciales. Y son esenciales porque el cuerpo no puede producirlas y porque son indispensables para la buena salud y tiene que consumirlas a diario.

Sólo hay dos grupos de ácidos grasos esenciales, el **omega 3** y el **omega 6** y una vez más el balance de las hormonas "Buenas" y "Malas" depende de la ingesta equilibrada de estos dos grupos de ácido grasos esenciales. El consumo excesivo de ácidos grasos del grupo **omega-6** en la dieta americana, que son aceites refinados, alimentos procesado y las carnes derivadas por alimentación de granos han llevado a una crisis inflamatoria aumentando así las enfermedades.

En otra palabras cuando hay más ecosanoides "malos" más enfermedades crónicas se desarrollan y de la otra forma, mientras más ecosanoides buenos mayor será la salud, bienestar y una longevidad positiva.

Todas las células del cuerpo humano tienen una membrana alrededor de la célula, llamada membrana celular que contiene ácidos grasos y en especial los ácidos grasos esenciales, que son los elementos principales de los ecosanoides.

Todos los ecosanoides se producen a partir de las grasas esenciales y estas se dividen en dos tipos de grasas, la saturada y no saturada y esta última se divide en dos también, la mono-no saturadas y poli-no saturados.

Entre las acciones mas marcadas de los ecosanoides, ver la siguiente tabla:

Ecosanoides Buenos	Ecosanoides Malos
Vasodilatación	Vasoconstricción
Controla Crecimiento Celular	Pro mueve Crecimiento Celular
Aumenta Sistema Inmunitario	Reduce Sistema Inmunitario
Inhibe Agregación Plaquetaria	Promueve Agregación Plaquetaria
Disminuye Transmisión Dolor	Incrementa Transmisión Dolor
Mejora La Función Cerebral	Empeora La Función Cerebral

Las principales grasas son los **Omega – 3** y los **Omega -6** (poli-no saturadas). Es importante decir que estas dos grasas compiten en su ruta de metabolización con las enzimas. Los siguientes son los productos precursores de las grasas esenciales:

Omega -3

> Aceite de pescado:
> salmón: vegetales de hojas verde intenso
> sardinas
> anchoas
> semillas de linaza

Omega – 6

-   Los granos
-   Aceite de maíz: Aceite semilla colza (canola)
-   Aceite de soja: Aceite semilla algodón
-   Aceite de girasol
-   Aceite de maní
-   Mayonesa hecha con los aceites Anteriores
-   Carnes de Ganado (res) alimentado con granos
-   cereales: pan integral y blanco
-   carne de ave alimentado con granos
-   productos repostería dulce
-   alimentos procesados
-   huevos (de ponedoras en jaulas)
-   carne de cerdo alimentado con grano

Los ecosanoides son formados en el cuerpo a partir de estos aceite y estos productos antes mencionados ya sean esto de los **omega 3** o los **omega 6**. La condición que genera esta relacionadas a todas las enfermedades es **LA INFLAMACION** producida por un desbalance y sobre producción de las grasas o aceite **omega 6**.

Las grasas en **Omega 6** se convierte en ácido linoleico y las de **Omega 3** se convierte en ácido linolenico y estos dos cambios ocurren en el hígado. Una alimentación correcta ofrece un equilibrio entre los **omega 6** y **omega 3** y debe ser una relación de 4/1.

En nuestra dieta hoy día el consumo de **omega-6** es superior a las necesidades del cuerpo humano, con una relación de **omega6** y **omega3** que se ha indicado que en Estados Unidos es de 40/1 y muchos investigadores dice que puede llegar a 100/1. Esto ha provocado la incidencia más alta de enfermedades crónicas de tipo inflamatorio.

Las hormonas (ecosanoides) que están relacionadas con la inflamación, son el descubrimiento de esta súper hormona que es el comienzo de una nueva visión de lo que son las enfermedades, un desequilibrio hormonal en el plano molecular en la producción de los ecosanoides, ya que son ellos los que controlan a todas las demás hormonas del cuerpo humano.

Cuantos de estos alimentos usted consume a diario:

Como cuestión de cálculo le vamos a dar un valor de un gramo (1) a cada uno de los alimentos consumidos:

Alimentos procesados (Incluye todos los alimentos en paquetes, como cajas o envases de lata o Cristal)

Todos estos alimentos son Omega - 6

- Pan - galletas – cereales – bizcochos, helados
- Comida Rápida – McDonal, China, Pizzas, tacos
- Carne de res, pollo, cerdo comprado en supermercados
- Margarina, queso y leche pasteurizada
- Cocina y fríe con aceite vegetal, maíz, soja, girasol, canola
- Salmon criados en fincas

Todos estos alimentos son Omega -3

- Pescado fresco (salmón wild)
- Sardinas en latas (sin aceite)
- Suplementos de Omega 3 en Capsulas o Liquido
- Carnes de res, pollo, cerdo (Orgánicos) alimentados con pasto verde

Si tiene más gramos en omega 6 y ninguno en omega 3 usted va experimentar episodios de inflación aguda y crónica y más enfermedades.

Pero quien controla a los eicosanoides?

La respuesta es muy sencilla:

LA COMIDA

Capítulo 4

Química De Las Grasas

4-1 TIPOS DE GRASAS...

Las grasas tienen una mala fama y clasifican a todas las grasas como dañinas para el cuerpo. En realidad las únicas grasas que son dañinas son las que se clasifican como omega 6, ya que estas son grasas que se oxidan a tráves de altas temperaturas.

Sin embargo nuestro cuerpo necesita ciertas grasas para hacer importantes funciones. La dieta hoy día tiende a ser demasiada elevada en algunos tipos de grasas y muy limitada en otros tipos. Este desbalance causa problemas de salud.

Las grasas en la dieta siguen recibiendo de la industria médica y del público consumidor más atención que otros alimentos, son de origen animal o vegetal, y se clasifican en base a su función y estructura química.

Saturadas —esta se encuentra en los productos animales como carne de res, cerdo, mantequilla, queso, leche entera y en los aceite de coco y aceite de palma, estas grasa están a temperatura ambiente en estado sólido.

No saturadas — son liquidas a temperatura ambiental y está son el aceite de oliva, girasol, soja, maíz, maní y otros.

Las grasa no saturadas se divide en tres clase básicas:

Mono no saturadas - estas se encuentran en elevadas cantidades en el aceite de Oliva y aguacates.(omega-9)

Poli no saturadas – estas se encuentran en el aceite de maíz, girasol, el soja, canola y otros granos y se conoce como **omega-6**

Poli no saturadas - Aquí se encuentran también el **omega -3** que previene de algunas granos y pescado principalmente el salmón, sardinas, macarela y anchoas.

Grasas Trans – Son ácidos grasos no saturados que se producen espontáneamente por descomposición, como resultado del contacto de los ácidos grasos con temperaturas a partir de los 45 grado Centigrado.

La hidrogenación y la hidrogenación parcial de las grasas..

La hidrogenación es un proceso químico que añade más hidrógeno a las grasas no saturadas naturales para retardar o eliminar la posibilidad de rancidez. El hidrógeno se incorpora en las moléculas de los ácidos grasos convirtiéndolos en ácidos grasos saturados

Los ácidos grasos trans que se incorporan en las membranas celulares crean membranas muy densas que alteran las funciones normales de las células

Grasas saturadas y el cáncer:

Las grasas saturadas causan los cánceres de mama, de colon y otro tipo...

Se cree ampliamente que las grasas saturadas y el cáncer están estrechamente vinculadas. Muchos médicos, nutricionistas y las autoridades de salud creen que un consumo alto de las grasas saturadas aumenta el riesgo de cáncer - al igual que ellos creen que la grasa saturada aumenta los riesgos de enfermedades del corazón.

En un examen más detallado de los patrones de la enfermedad nos dice, sin embargo, que no existe una relación positiva entre el contenido de grasas saturadas y el cáncer. Al igual que en el caso de las enfermedades del corazón, la misma situación se aplica

Hasta principios del siglo pasado, la gente comía grandes cantidades de grasas saturadas y lo utilizaban como su principal forma de aceite de cocinar - manteca de cerdo en China, la mantequilla en Europa, el ghee en la India, aceite de coco en los trópicos. Sin embargo, el cáncer era poco frecuente.

La tasa de cáncer empezó a aumentar marcadamente sólo en las últimas décadas - cuando el consumo de grasa saturada disminuyó.

Por lo tanto, tenemos que volver a considerar seriamente la idea de que las grasas saturadas y el cáncer no están íntimamente relacionados.

El informe del Comité de McGovern..

La idea de la grasa saturada produce cáncer comenzó a formarse en la década de 1950, cuando Ancel Keys afirmó que las grasas saturadas en niveles elevados de colesterol son las causantes de enfermedades del corazón.

Como vimos en el artículo sobre las causas de la enfermedad coronaria, esta idea está muy equivocado. Sin embargo, muchos científicos abrazaron esta idea y, por la década de 1970, la grasa saturada adquirido una sólida reputación como la "grasa mala" - a pesar de que médicamente se conoce que la grasa saturada es necesario para muchas funciones corporales.

En 1977, el Senado de los USA., El comité Selecto sobre Nutrición y Necesidades Humanas, presidida por el senador George McGovern, dio a conocer sus objetivos de la dieta de los Estados Unidos.

Los objetivos de la dieta afirmó categóricamente que "el consumo excesivo de grasa, en general, y la grasa saturada en particular se han relacionado con seis de las diez principales causas de muerte ..." en los Estados Unidos.

El informe del Comité de McGovern afirmó que una dieta alta en grasas causa cáncer. El informe dijo que las grasas saturadas y el cáncer en particular el cáncer de mama y cáncer de colon están estrechamente vinculadas. Se instó a los estadounidenses para sustituir ácidos grasos poliinsaturados de las grasas saturadas de origen animal con el aceite de la margarina y maíz en lugar de mantequilla, la manteca y el sebo.

El resto del mundo siguieron el ejemplo de Estados Unidos.

Testimonio del Dr. Fred Kummerow..

Entre los científicos que testificaron ante el Comité de McGovern fue el Dr. Fred Kummerow de la Universidad de Illinois. Estuvo en desacuerdo con la opinión de que existían vínculos entre grasas saturadas y las enfermedades del corazón, así como los vínculos entre las grasas saturadas y el cáncer.

Fred Kummerow señaló que el verdadero daño fue causado por las grasas trans en los productos como la margarina. También advirtió contra los refrescos, que contienen grandes cantidades de azúcar. y Fred Kummerow abogó por un retorno a los alimentos tradicionales ricos en grasas saturadas.

Sin embargo, el testimonio de Fred Kummerow fue enterrado en el voluminoso informe del Comité de McGovern. Sus puntos de vista y la evidencia científica que presentó fueron en gran medida ignorados.

Grasas saturadas y el cáncer - La investigación de Mary Enig ...

María Enig, que estaba familiarizado con la investigación de Fred Kummerow, señaló que el informe del Comité McGovern que alegaba un fuerte vínculo entre la grasa saturada y el cáncer contradice muchas situaciones de la vida real.

En Estados Unidos, el consumo de grasas saturadas ha venido disminuyendo constantemente desde principios de siglo, sin embargo, la tasa de cáncer se elevaba bruscamente.

Grecia tuvo el mismo nivel de consumo de grasas como Israel, pero sólo con una cuarta parte de la tasa de cáncer de mama.

España tuvo un consumo de grasa dietética ligeramente superior que la de Francia o Italia, pero sólo un tercio de la tasa de mortalidad fue por cáncer de mama.

Puerto Rico, con una alta consumo de grasa animal, tenía una tasa muy baja de cáncer de mama y de colon.

Los Países Bajos y Finlandia, ambos tienen el mismo nivel de consumo de grasas animales - de unos 100 gramos por persona al día. Sin embargo, los Países Bajos tiene el doble de la tasa de mama y cáncer de colon. La diferencia era que la gente en los Países Bajos consumen 53 gramos de grasa vegetal por persona en comparación con 13 gramos de Finlandia.

Esto parece sugerir que hay un vínculo más fuerte entre aceite vegetal o grasas poliinsaturadas y el cáncer, que entre las grasas saturadas y el cáncer.

Un estudio realizado en Cali, Colombia encontró un riesgo cuatro veces superior de cáncer de colon en las clases económicas alta, que utilizan menos grasa animal que las clases económicas más bajas.

Un estudio sobre los médicos Adventistas del Séptimo Día, que evitan la carne encontraron que tenían una tasa significativamente mayor de cáncer de colon.

María Enig analizo los datos del Departamento de Agricultura (USA) que el Comité McGovern había utilizado y se llegó a una conclusión opuesta:

- Hay una fuerte correlación de ácido araquidonico entre el total de grasa/grasa vegetal y el cáncer.
- Hay una fuerte correlación negativa o ninguna correlación entre la grasa animal o grasas saturadas y las muertes por cáncer.
- En otras palabras, María Enig encontró que el uso de aceites vegetales parecía predisponer al cáncer y grasas de origen animal parecía proteger contra el cáncer.

Grasas saturadas y el cáncer - Investigación de la Universidad de Harvard

Una investigación más reciente por el profesor Walter Willet de la Escuela de Harvard de Salud Pública es una prueba más de que no hay coneccion real entre una dieta alta en grasas y el cáncer. Tampoco hay ningún vínculo entre la grasa saturada y el cáncer.

La investigación de Walter Willett, de la Universidad de Harvard incluye el estudio de las enfermeras II, que monitorea el estado de salud a largo plazo de cerca de 116.000 mujeres, y el Estudio de Profesionales de la Salud, que supervisa el estado de salud a largo plazo de 52.000 hombres.

"Estos estudios revelan que el tipo de grasa tiene un efecto mucho mayor sobre los riesgos de cáncer que la cantidad de grasa. En otras palabras, la calidad importa más que la cantidad."

En el sitio web de la Escuela de la Universidad de Harvard los siguientes informes de salud pública:

Cáncer de mama y de grasa..

Inicialmente, las comparaciones internacionales mostraron mayores tasas de cáncer de mama en los países con más alto consumo de grasas per cápita. Pero a medida que los estudios más detallados se llevaron a cabo durante el próximo par de décadas, la aparente relación entre el consumo total de grasas y el cáncer de mama se ha desvanecido.

La grasa y el cáncer de colon.

Al igual que con el cáncer de mama, las comparaciones internacionales inicialmente sugerían una asociación entre el consumo total de grasa en la dieta y el riesgo de cáncer de colon. Sin embargo, estudios posteriores contradicen estos hallazgos anteriores y aparece en su lugar una asociación que fue débil en el mejor de los casos.

Sin embargo, los investigadores de Harvard encontraron que, aunque el consumo de grasa y grasa saturada no parece aumentar el riesgo de cáncer de colon, el consumo elevado de carne roja parece aumentar el riesgo de cáncer de colon.

La grasa y el cáncer de próstata..

Aquí, la evidencia es contradictoria, evidencia de que las dietas ricas en grasas animales y saturadas aumentan el riesgo de cáncer de próstata. Sin embargo, algunos estudios también han demostrado una asociación, mientras que otros han implicado las grasas no saturadas.

Los cánceres por grasa y otros.

En el estudio "Nurses Health", los investigadores de Harvard encontraron que un alto consumo de grasas trans aumentan el riesgo de linfoma no Hodgkin y que un alto consumo de grasas saturadas aumenta el riesgo de cáncer del endometrio,

Grasas saturadas y el cáncer...

Aunque el sitio web de la Universidad de Harvard, especialmente, no menciona la falta de correlación entre el contenido de grasas saturadas y el cáncer, sus conclusiones se pueden tomar para incluir a las grasas saturadas como parte del consumo de grasas en general.

Uno de los problemas con los anteriores estudios científicos sobre las grasas saturadas y el cáncer es que los investigadores a menudo no tienen en cuenta las grasas trans.

Incluso Walter Willett y su equipo de investigadores de Harvard no pudo hacer esta distinción hasta la década de 1990. Una vez que se tomó en cuenta las grasas trans, descubrieron que las grasas trans son a menudo los verdaderos culpables de causar enfermedades del corazón, cáncer, diabetes, obesidad y otras enfermedades degenerativas modernas

Así que antes de la década de 1990, Walter Willett, encontró, al igual que la mayoría de otros investigadores, que las grasas saturadas "causaban" la enfermedad cardíaca y cáncer.

Trabajar con los datos refinados, Walter Willett, confirmó, en el Nurses Health Study II, que las enfermeras con mayores tasas de cáncer fueron los que consumían más margarina y mantecas vegetales no los que comieron mantequilla, huevos, queso y carne.

En otras palabras, ya no encontró ninguna relación entre grasas saturadas y el cáncer, pero ahora se encontró una fuerte relación entre las grasas trans y el cáncer.

Esta correlación entre las grasas trans y el cáncer nunca fue publicado, pero se informó en la Conferencia de Banco de Datos de Baltimore en 1992.Por desgracia, incluso muchos estudios de investigación actuales siguen sin hacer ninguna distinción entre grasas saturadas y grasas trans.

A medida que más investigadores trabajan con datos mejores y más precisos, una imagen más clara vamos a tener, al igual que no existía ningún vínculo entre la grasa saturada y el cáncer de hace cien años, y que no hay un vínculo en la actualidad.

El problema no es la grasa saturada - que incluso protege contra el cáncer en ciertos casos. De hecho, incluso las grasas trans que se encuentran naturalmente en la leche y la carne de las vacas y otros animales alimentados con pasto - se sabe que protege contra el cáncer.

El efecto de las grasas trans en el corazón...

Las grasas trans en la dieta elevan el nivel de lipoproteínas de baja densidad (LDL o "colesterol malo") que es la que se pega a la pared de las arterias debilitadas o dañadas aumentando el riesgo de las enfermedades coronarias.

Las grasas trans también reducen las lipoproteínas de alta densidad (HDL o "colesterol bueno"), y elevan los niveles de triglicéridos en la sangre. Esto es según la clase médica y las farmacéuticas pero la realidad es otra porque se debe a la **lipoproteína A.**

La absorción de las grasas depende de la posición de los ácidos grasos en la molecula del glicerol

Del 95 al 98 % de las grasas son ingeridas en la forma de **triglicéridos**.

Los triglicéridos se componen de una molécula de glicerol (azúcar-alcohol) y esta molecula tiene tres ácidos grasos en las posiciones 1, 2 y 3.

$$\{\ P - 1$$

Glicerol ← $\{\ P - 2$

$$\{\ P - 3$$

La absorción de un ácido graso depende de la posición de éste sobre la molécula de glicerol. Es importante saber que sólo los ácidos en posición P2 se absorben bien porque las enzimas digestivas que atacan los lípidos (lipasas) obran mejor sobre ciertas posiciones.

Cualquier grasa ingerida no es necesariamente absorbida, como dicen los medicos y nutricionistas que pasa. Y es por que no puede ser digerida en el intestino delgado y se elimina, total o parcialmente, en las heces.

- La mantequilla, el 80% de los ácidos grasos (saturados de la mantequilla) están en posición P2 y son totalmente absorbibles. Esta incluyen las grasa de la leche y de los productos lácteos no fermentados.
- Por otro lado, los quesos fermentados o curados, las grasas a pesar de ser saturados, se sitúan en las posiciones P1 y P3 y se absorben menos.

Estudios muestran que el consumo equivalente de productos lácteos fermentados (quesos) de algunos países no tienen los mismos riesgos cardiovasculares que los que consumen productos lacteos no fermentados.

Una comparación entre los suizos y los finlandeses: la mortalidad cardiovascular en Suiza es dos veces inferior a la de Finlandia donde los consumos de productos lácteos *per cápita* son equivalentes. La razón es que los suizos, diferente de los finlandeses, consumen los productos lácteos en la forma de quesos fermentados. La comparación entre Finlandia y Francia es aún más impresionante porque no sólo los franceses consumen dos veces más productos lácteos que los finlandeses sino que la taza de mortalidad coronaria es 2.5 veces inferior.

Algunos factores explican esta situación, uno de estos es que los franceses consumen principalmente quesos fermentados que también son curados. Luego, el curar los quesos beneficiaria el posicionamiento de los ácidos grasos en P1 y P3 en detrimento de la P2 y por ello su baja absorción.

El efecto de las grasas trans en el cerebro...

Las grasas trans también tienen un efecto perjudicial en el cerebro y el sistema nervioso. Los tejidos neurales se componen principalmente de grasas. La mielina, la sustancia que rodea la mayor parte de las fibras nerviosas, está compuesta de 30% de proteína y 70% de grasa. El ácido oleico y DHA son dos de los principales ácidos grasos en la mielina.

Estudios han demostrado que los ácidos grasos trans en la dieta se incorporan en las membranas celulares del cerebro, incluyendo la capa de mielina que aísla las neuronas. Las grasas Trans sustituyen el DHA natural en las membranas, y afectan la actividad eléctrica de las neuronas.

Los ácidos grasos trans cambian la acción de las neuronas para comunicarse y causan degeneración neuronal y disminuyen las funciones mentales. Estas incluyen las enfermedades neurodegenerativas como la esclerosis múltiple, enfermedad de Parkinson y la enfermedad de Alzheimer tienden a pérder los ácidos grasos en las membranas.

Los años de comer saludable vino a ser un sinónimo de comer bajo en grasas saturada y alta en carbo hidratos. Por varias razones, incluye la influencia de varios senadores influyentes para que esta idea fuera acogida por los medios aunque no había evidencia científica para respaldarla y surgió las grasas poli no saturadas como las más saludable.

Recientemente, el panel de recomendaciones de la Asociación Americana del Corazón (American Heart Association) la más importante y oficial asociación médica para combatir la enfermedad cardiovascular en Estados Unidos publico el 27 de enero de 2009 en la revista científica "Circulation" donde los autores dicen que no hay ningún problema con el consumo de grasa **omega 6**.

Pero eso no es asi, segun el Dr. Bill Lands dice "Consumir mas Omega -6 no es mejor y se podría pensar que más Omega -6 podría reducir la enfermedades del corazón, y esto es Falso, Resulta que más omega-6 es igual a más ataques al corazón.

El aumento en el consumo de aceite vegetal ha sido paralelo a las muertes cardíacas, porque el exceso de omega -6 crea un estado de inflamación crónica en el cuerpo. Y puede causar enfermedades de las arterias coronarias, la hipertensión(presión sanguínea alta) y la insuficiencia cardíaca. La razón de esta conclusión está basada en la sustitución de grasa saturada por las grasas **omega 6** que reduce inicialmente los niveles de colesterol.

Aceite De Coco...

Si es una grasa saturada, pero al tener una cadena de carbono mediana llamada Cadena media de Triglicéridos (MCT) o Cadena Media De Ácidos Grasos (MCFA) hace la grasa más saludable, y que se metaboliza rápido en el hígado y rápidamente a la célula, donde son convertidos inmediatamente en energía en lugar de ser almacenados como grasa.

La mayoría, o casi todo los ácidos grasos que consumimos hoy pertenecen a la cadena larga de Triglicéridos (LCT). Todos los aceites vegetales como canola, maíz soja, girasol etc. Estos aceites (LCT) son más difíciles de digerir y son almacenados en el cuerpo como grasa.

La pregunta es porque el mundo sigue usando estos aceites (LCT). La respuesta está en la avaricia y las conspiraciones de la industria de aceite. La Asociación de Soja Americana, quiso a seguir su lugar en el mercado y fue la que empezó la difamación por estas compañías contra el aceite tropical (coco y palma), donde estas grasas saturadas encontradas en el aceite de coco y palma eran la causa de problemas cardiovasculares y otras enfermedades.

Al consumir Aceite de Coco el colesterol aumenta?

Esta es una preocupación legítima porque hemos sido condicionados a creer que todas las grasas saturadas aumentan el colesterol y como el coco tiene un alto contenido de grasa saturada entonces aumenta el colesterol.

La verdad es, que el consumo de aceite de coco va a mejorar los valores del colesterol y reducir los riesgo de enfermedades del corazón.

Si el aceite de coco reduce los riesgo de enfermedad del corazón porque los niveles de colesterol se aumentan?

En algunas personas aumenta y en otras se reduce, pero en cualquiera de los casos, el colesterol bueno (HDL), la lipoproteína de alta intensidad siempre aumenta.

Y el aumento en el colesterol total se debe al aumento en el colesterol bueno (HDL) y la relación del colesterol (colesterol total/HDL) mejora considerablemente por lo tanto reduce los riesgo de enfermedad del corazón.

Y está establecido que la relación del colesterol es un indicador más acertado del las enfermedades del corazón que los niveles del colesterol total.

Mientras más bajo la relación del colesterol mejor. Una relación de 5.0 mg/dl es considerado un riesgo promedio, y valores mayores se considera de alto riesgo. Una relación de 3.2 mg/dl o menos se considera de bajo riesgo u optima.

Por ejemplo: Si usted tiene un colesterol total de 240 mg/dl que se considera alto, pero además tiene un HDL con valor de 75 mg/dl su relación va hacer de 3.2mg/dl esto se considera de bajo riesgo de enfermedad del corazón. Ignoren el colesterol total y mire la relación del colesterol (Tg/HDL) y esta relación del colesterol mejora significativamente cuando empiece a utilizar el aceite de coco y el riesgo de enfermedad del corazón se reducen.

El aceite de coco reduce los riesgo de la enfermedad del corazón más que lo que hacen la soja, canola, girasol o cualquier otro aceite vegetal recomendado como "Saludable para su Corazón. Además de la leche materna, el aceite de coco puro es la fuente de acido laurico más abundante de la naturaleza.

Los estudio de la población en áreas de cultivos tropicales que consumen los cocos rara vez se ven enfermedades como el Alzheimer

El papel de la dieta en la enfermedad de Alzheimer (EA) fueron titulares en 2011 y 2012 cuando cientos de millones de dólares en la investigación de fármacos aún no han producido ninguna curación significativa. Uno de los últimos estudios publicados aparecieron en la revista European Journal of Internal Medicine: **"La enfermedad de Alzheimer y Nutrición: El papel perjudicial de una dieta alta en carbohidratos"**.

Los autores de este estudio han observado cómo los investigadores han comenzado a dirigir sus energías hacia la comprensión de las primeras etapas de la EA, ya que la investigación de drogas en etapas posteriores no ha tenido mucho éxito.

Señalan que varios investigadores han observado una fuerte correlación entre la resistencia a la insulina en el cerebro y EA temprano, lo que sugiere que EA podría ser considerado un trastorno neuroendocrino del cerebro o de la denominada "diabetes tipo 3." Otras observaciones han observado una asociación de EA con la disfunción mitocondrial, que es también común en la enfermedad de Parkinson, y la esclerosis lateral amiotrófica (ALS).

Conclusiones de los autores principales con respecto a las causas iniciales de EA se concentran alrededor del transporte del colesterol que corren con la sangre al cerebro. Aseguran que hay evidencia que sugiere que una deficiencia en el metabolismo del colesterol en el cerebro puede jugar un papel importante en la EA.

El cerebro representa sólo el 2% de la masa total del cuerpo, contiene 25% del colesterol total. El colesterol es necesario en todas partes en el cerebro como un antioxidante, como estructura de la red neuronal, y un componente funcional de todas las membranas. También juega un papel importante en la formación y funcionamiento de las sinapsis en el cerebro.

Estos investigadores nombran estudios que muestran una falta de colesterol en los cerebros de pacientes con EA que es tan vital para varias funciones, y también que otros estudios muestran esta deficiencia de colesterol en la demencia y la enfermedad de Parkinson. En otras palabra los niveles elevados de colesterol están correlacionadas positivamente con la longevidad en personas mayores de 85 años de edad.

Los investigadores señalan que el consumo de la fructosa, la mayoría en forma de jarabe de maíz de alta fructosa, es diez veces más reactivo que la glucosa en la inducción de la glucosilación. Una fuerte evidencia a favor de su hipótesis es que los estudios muestran que los pacientes con diabetes tipo-2 tienen de dos a cinco veces más de riesgo de EA.

El aumento de la peroxidación de los lípidos (radical libre) muestra también que es una causa inicial de la enfermedad de Alzheimer. Los aceites vegetales líquidos, los poliinsaturados, son muy propensos a la oxidación y rancidez (debido a altas temperatura en su elaboración), y es bien sabido que en la forma de ácidos grasos trans (a través del proceso de hidrogenación) que son extremadamente tóxicos.

El tejido cerebral es muy rica en formas complejas de las grasas. Debido a que el aceite de coco ayuda a la función tiroidea y la glándula tiroides regula el desarrollo del cerebro, incluyendo la mielinización, el resultado podría simplemente reflejar la diferencia entre individuos normales y hipotiroideo. Sin embargo, en 1980, los investigadores demostraron que las ratas jóvenes alimentadas con leche de aceite de soja incorporado, encontraron que el aceite en las células cerebrales, tenía células del cerebro estructuralmente anormales. La peroxidación de lípidos se produce durante las convulsiones, y antioxidantes tales como vitamina E tienen alguna actividad contra las convulsiones. Actualmente, la peroxidación de los lípidos se encuentran involucrados en la degeneración de las células del nervio de la mielina en enfermedad de Alzheimer.

Cómo el aceite de coco puede ayudar..

El aceite de coco, es altamente saturado, y en su forma sin refinar natural tiene una vida útil de más de 2 años. A diferencia de los aceites no saturados, no es propenso a la oxidación.

Además, el estudio de la "European Journal of Internal Medicine", indica que la enfermedad de Alzheimer, enfermedad de Parkinson, y la esclerosis lateral amiotrófica (ALS), todos tienen una asociación con la disfunción mitocondrial. Un estudio publicado en 2010, el aceite de coco fue usado para mostrar que una dieta enriquecida en los ácidos grasos saturados de aceite de coco ofrece grandes ventajas para la protección contra el estrés oxidativo en las mitochondria del corazón.

Otro estudio publicado en el "American Journal of Cardiology" a principios de febrero de 2011, mostraron que los niveles alto de colesterol bueno (HDL), las podían llevar a la edad de 85.4 años.

Una dieta con cantidades adecuadas de grasas saturada es esencial para mantener los niveles altos de colesterol HDL.

Las personas con deficiencias y las que sufren de trastornos neurológicos deben considerar una dieta alta en grasas saturadas (no oxidadas), a diferencia de los estándares establecido como el asesoramiento dietético para dietas bajas en grasa que puede ser la causa de muchas de estas enfermedades tarde en la vida.

Otra ventaja importante de la grasa saturada de aceite de coco es que ofrece su capacidad para proporcionar el cerebro con una fuente alternativa de energía en cetonas. Las cetonas son los combustibles de alta energía que alimentan el cerebro.

El aceite de coco es la más rica fuente natural de estos triglicéridos de cadena media (MCT). Estudio realizado en 2004 con MCT de aceite de coco en una bebida que se le dio a los pacientes de Alzheimer, mientras que el grupo control tuvo una placebo. Se observó un aumento significativo en los niveles de cuerpos cetónicos la beta-hidroxibutirato (beta-OHB) 90 minutos después del tratamiento cuando se administraron pruebas cognitivas.

Capítulo 5

Inflamación

La inflamación por mucho tiempo se consideró simplemente como una defensa de nuestro organismo pero también es el componente clave para desarrollo de muchas enfermedades. Todo tipo de dolor es producido por una inflamación, pero aun así necesitamos algunos casos de inflamación, la clave está en mantener un balance para poder controlar la inflamación crónica. Los eicosanoides son las hormonas que controlan todo el proceso inflamatorio.

Existen dos tipos de "inflamación"

La **primera** es la inflamación clásica que se asocia con dolor, hinchazón y aspecto rojizo, es la razón por la cual consultamos al médico, el dolor en si no es la enfermedad, es que la enfermedad genera señales constante de dolor.

El **segundo** tipo de inflación es mucha más insidiosa llamada inflamación silenciosa. Esta se encuentra por debajo de percepción o umbral del dolor por esta no consultas al médico ni hacemos nada para controlarla, pero lentamente va afectando y que da origen a diferentes enfermedades. Con la inflamación crónica no haces nada y ahí es donde empieza el problema, ya que esta inflamación crónica no desencadena el tipo de inflamación intensa que afectan las terminaciones nerviosas y que enviá señales de dolor al cerebro.

Para los años del 1970 no se asociaba la inflamación con ninguna enfermedad, especialmente las cardiovasculares ya que no había forma de medir la inflamación (porque no había análisis de sangre como el colesterol), pero si se estableció que la causa de las enfermedades del corazón eran por los niveles altos de colesterol. Y no fue hasta el 1990 que se desarrollo una prueba para determinar la inflamación conocida como proteína C- reactiva (PCR).

Sin embargo, hoy se está comenzando a considerar que las enfermedad que puede prevenirse y aliviarse se logran con una serie de medidas relacionadas con la alimentación.

Un problema que pocas personas parecen estar conscientes de que los estilos de vida y la alimentación ejercen una enorme influencia sobre la presencia de estados inflamatorios crónicos. Un ejemplo de esto es el caso de las grasas que consumimos.

La mayor parte de los aceites vegetales que se emplean para cocinar contienen grandes cantidades de un tipo de grasa poli no saturada conocida como omega 6 que promueve los estados inflamatorios. Por otra parte hay grasas, como por ejemplo, las contenidas en el aceite de pescado conocidas como omega 3 que tienden a combatir la inflamación.

El problema es que el pueblo americano consume un exceso de grasas pro inflamatorias mientras se consume muy pocas grasas del tipo omega 3 con propiedades anti inflamatorias. Algunos aceites que debemos evitar o consumir en cantidades muy pequeñas son el aceite de maíz, el soja, semilla de algodón, canola y el de girasol.

Igualmente debemos evitar las margarinas hechas a base de estos aceites y las galletas y dulces hechas con los mismos. El aceite de oliva es preferible ya que la proporción de grasas del tipo omega 9 y omega 3 que contiene es mucho más favorable a nuestra salud. Otros aceites con una proporción favorable de grasas son las del coco.

El pescado de aguas frías como el salmón, la sardina, y las anchoas contiene una gran abundancia de omega 3, Sin embargo, en la actualidad ha surgido preocupación con la contaminación de los mares con mercurio y otras sustancias.

Afortunadamente, según la agencia de Protección Ambiental de los Estados Unidos, el salmón y la sardina no acumulan grandes concentraciones de mercurio. Sin embargo, el atún y la macarela, entre otros, sí acumulan niveles preocupantes de este elemento tóxico. Aun así ya ahí productos naturales con un alto grado de seguridad, a través de un proceso de filtración molecular.

El ejercicio y la reducción de peso son otros factores importantes para reducir los estados inflamatorios. Se sabe que la obesidad y la vida sedentaria tienen el efecto de hacer que el cuerpo incremente la producción de proteínas inflamatorias que pueden ser las causantes de ataques cardiacos.

En un estudio reciente se encontró que un grupo de hombres sedentarios que comenzó a ejercitarse caminando 30 minutos cinco veces a la semana redujo su nivel de CRP en treinta por ciento. Bajar de peso también ayuda.

Se ha demostrado que las células grasas depositan en la sangre una sustancia llamada interleukin-6 que promueve la respuesta inflamatoria, causa daños a los huesos y sirve de señal para que el hígado produzca más CRP. Algunos investigadores señalan que el cuerpo de las personas obesas parece estar en un continuo estado de inflamación de bajo nivel, por lo que la reducción de peso es sumamente efectiva para reducir los estados inflamatorios crónicos.

Esto se puede lograr con el medicamento más potente que se conoce y que está disponible para todo el mundo y se conoce este medicamento como **La Comida**, esto es siempre que consideres a **La Comida** como un medicamento recetado y este es potente porque produce grandes cambios en las respuestas hormonales y utilizada correctamente como si fuera una receta medica, la comida va a mantener un balance hormonal produciendo un estado de salud libre de enfermedades y por otro lado el uso no adecuado de la comida puede producir más enfermedades.

Capítulo 6

Mecanismo Del Cáncer

El cáncer se debe a una reducción en el sistema inmunitario. Y la forma más segura de reducir el sistema inmunitario es a traves de una producion alta de ecosanoides malos. Y en particular los que son derivados de PGE^2. Pero esta alta produccion de PGE^2 se reduce efectivamente reduciendo los niveles de acido araquidonico.

Acido araquidónico y cáncer

El exceso de ácido araquidónico mata. Al consumir productos ricos en ácido araquidónico o compuestos que son precursores de este ácido obtenemos, en consecuencia, un exceso de ácido araquidónico en el cuerpo. (ver grafica en pagina 165)

Con un exceso de ácido araquidónico en el cuerpo se incrementa la producción de 5-lipooxigenasa (5-LOX) la cual facilita la propagación, infiltración y metástasis de las células cancerosas. La 5-LOX estimula la producción de ácido 5-hidroxiecosatetraenocio (5-HETE), sustancia que bloquea la apoptosis o muerte programada de las células (lo que las convierte, potencialmente, en células cancerosas).

Al mismo tiempo, el exceso de 5-LOX facilita la acumulación de leucotrienos B4 que son compuestos pro-inflamatorios y responsables del daño a las articulaciones, capa interna de las arterias y otros tejidos orgánicos.

Metástasis del Cáncer

Esta es la forma que produce mas miedo al paciente con cancer. Y esto ocurre cuanto las celulas cancerosa del tumor original se riega a otras partes del cuerpo y entonces empieza a surgir o crecer un nuevo tumor.

En este caso la metastasis surge por causa de otro ecosanaoides malos conocidos como acido graso hidroxilado el 12-HETE y este tambien puede ser reducido efectivamente reduciendo los niveles de acido araquidonico y especialmente reduciendo la taza de AA/EPA.

El Cancer Terminal

Una de las formas de acelerar el cancer terminal es a traves de una mala nutricion o desnutricion y empieza una rapida perdida de peso. Esto proceso que se conoce como caquexia, se desarrolla con niveles altos de una toxina pro-inflamatoria conocida como "factor de necrosis del tumor"

Angiogenesis y Acido Araquidonico

Es un crecimeinto de vasos sanguineos que estimulan el crecimiento del tumor y atraves de este sistema captura los nutrientes que van para el cuerpo y de esta forma tambien permite la desnutricion. Y se ha demostrado en estudios que uno de los ecosanoides malos que produce la angiogenesis es uno producido por los acido araquidonico.

La Insulina

Lo que permite sobrevivir al tumor canceroso son los niveles altos de insulina en la sangre y de azucar en la sangre, algunos pensara que es lo mismo, pero la insulina es una enzima y la azucar es la glucosa. La insulina alta tambien se conoce como "resitencia a la insulina ".

Bajando el consumo de carbo hidratos reduce los niveles de insulina y azucar en la sangre de esta manera el tumor canceross pierde su principal fuente de energia. De esta manera la supervivencia del paciente aumenta.

En un nivel básico, el cáncer de próstata es causado por cambios en el ADN de una célula de la próstata. En los últimos años, los científicos han avanzado mucho en el entendimiento de cómo ciertos cambios en el ADN pueden hacer que las células normales de la próstata crezcan anormalmente y formen cánceres. El ADN es la estructura química que conforma nuestros genes, con instrucciones para casi todo lo que hacen nuestras células.

Por lo general nos parecemos a nuestros padres porque ellos son la fuente de nuestro ADN. Sin embargo, el ADN no sólo afecta nuestra apariencia.

Algunos genes controlan cuándo nuestras células crecen, se dividen en nuevas células y mueren. El cáncer puede ser causado por cambios en el ADN (mutaciones). Los cambios en el ADN pueden ser heredados de uno de los padres o pueden ser adquiridos durante la vida de una persona.

Mutaciones del ADN heredado

Los investigadores han descubierto que los cambios hereditarios en ciertos genes del ADN pueden causar aproximadamente 5% a 10% de los cánceres de próstata.

Mutaciones del ADN adquiridas durante la vida de un hombre..

La mayoría de las mutaciones del ADN relacionadas con el cáncer de próstata no parecen ser heredadas, sino que se forman durante el transcurso de la vida de un hombre.

Cada vez que una célula se prepara para dividirse en dos nuevas células debe copiar su ADN. Este proceso no es perfecto y algunas veces ocurren errores, lo que deja el ADN con imperfecciones en la célula nueva.

El desarrollo del cáncer de próstata puede estar asociado con un aumento en los niveles de ciertas hormonas. Los niveles altos de andrógenos (hormonas masculinas, como la testosterona) promueve el crecimiento de las células de la próstata, y pueden contribuir al riesgo de cáncer de próstata en algunos hombres.

En respuesta a la sobrecarga de ácido araquidónico, el cuerpo aumenta la producción de enzimas, como la 5-lipoxigenasa (5-LOX) para degradar el ácido araquidónico.

No sólo 5-LOX estimulan directamente la propagación de células cancerosas, pero los productos de descomposición que produce la 5-LOX del ácido araquidónico, como el leucotrieno B4, el 5-HETE, y hidroxilado tambien.

Los ácidos grasos causa la destrucción del tejido, inflamación crónica y aumento de la resistencia de las células tumorales a la apoptosis (destrucción celular programada).

Ver la siguiente grafica en la próxima pagina # 165, donde puede ver desde el consumo de alimentos que aumenta el acido araquidonico hasta el daño final a nivel de las celulas.

Vale recordar que los alimentos aqui, originalmente fueron alimentados con derivados de omega -6, que son los las grasas malas, y esto se puede reducir consumiento alimentos que en su origen consumian pasto verde (organicos).

La Insulina y Ataques del Corazon

La **insulina** es un activador (potenciador)de la enzima delta-5-desaturasa. La insulina en exceso afecta negativamente el equilibrio de eicosanoides, también explica por qué el exceso de insulina fue altamente asociados con las enfermedades del corazón. No es que la insulina se a la causante, sino que conduce el metabolismo de los ácidos esenciales hacer más ácido araquidónico, y por lo tanto más ecosanoides malo. Los ecosanoides malos que se produce, promueve la agregación plaquetaria y aumenta la vasoconstricción, los factor principales de ataque cardíaco.

Consumir alimentos ricos en acido araquidonic como:

- **Yema de huevo, carne roja, pollo productos de la leche y órganos de animales.** *(Estos si son alimentados con granos)*
- **Alimentos con omega-6 y carbohidratos como pan, galleta o mucha azúcar.**

Aumenta el acido araquidonico en el cuerpo

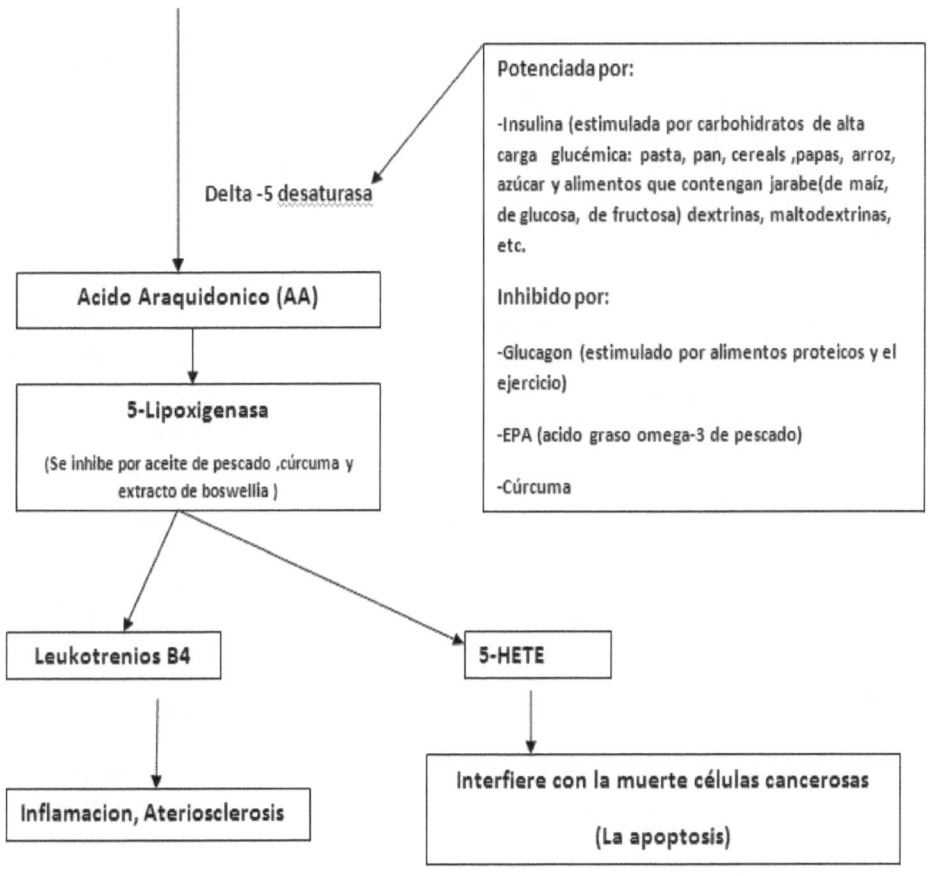

Delta -5 desaturasa

Acido Araquidonico (AA)

5-Lipoxigenasa

(Se inhibe por aceite de pescado ,cúrcuma y extracto de boswellia)

Potenciada por:

-Insulina (estimulada por carbohidratos de alta carga glucémica: pasta, pan, cereals ,papas, arroz, azúcar y alimentos que contengan jarabe(de maíz, de glucosa, de fructosa) dextrinas, maltodextrinas, etc.

Inhibido por:

-Glucagon (estimulado por alimentos proteicos y el ejercicio)

-EPA (acido graso omega-3 de pescado)

-Cúrcuma

Leukotrenios B4

5-HETE

Inflamacion, Ateriosclerosis

Interfiere con la muerte células cancerosas

(La apoptosis)

Este es un estudio:

"Corn oil, omega-6 could speed up prostate cancer"
Aceite de maíz, omega-6 acelera el cáncer de próstata

El estudio dice:

Acidos grasos Omega-6, aceleran el crecimiento de las células tumorales de próstata en el laboratorio, de acuerdo a un estudio publicado en la edición de investigación del cáncer.

El aumento del consumo de ácidos grasos omega-6, que se encuentran en el aceite de maíz y la mayoría de los aceites utilizados en los productos de panadería y cocinar, podría ser una razón para el aumento en la incidencia de cáncer de próstata en los últimos años, dicen los investigadores.

En un estudio previo, la Dra. Millie Hughes-Fulford, director del Laboratorio de Crecimiento Celular en el San Francisco VA Medical Center (SFVAMC) y sus colegas introdujeron el ácido araquidónico, un ácido graso omega-6, en las células de tumor de próstata en cultivo. Ellos encontraron que causó la producción de la enzima cPLA2, que a su vez causó una cadena de reacciones bioquímicas que condujeron al crecimiento del tumor.

"Después añadimos el ácido graso omega-6 en un medio de cultivo en el plato, y sólo con omega-6, se observó que los tumores crecieron dos veces más rápido que los que no tenian ácidos grasos omega-6," dijo Hughes-Fulford.

Alrededor de 60 años atrás, la relación de la dieta de omega-6 a omega-3 en los EE.UU. fue uno a dos. Hoy en día, la proporción es de 30 a uno. Durante esos mismos 60 años, la incidencia de cáncer de próstata en los EE.UU. ha aumentado de manera constante, dicen los autores del estudio."

Capítulo 7

Sobre Peso Y Obesidad

El mito del sobre peso y obesidad...

Por más de 50 años se ha engañado al norteamericano donde se le a dicho que el enemigo de la obesidad, sobrepeso y enfermedades cardiovasculares son la grasa en la dieta diaria del americano. Y se dejaron intimidar por dietistas y anuncios de oficiales del gobierno, como la Pirámide Alimentaria. Que desconocían como la acción hormonal de los alimentos que consumíamos nos afectaba. Y dejar de comer o comer menos productos con grasas no resuelve el problema de sobre peso o obesidad.

Existen muchos expertos que se dicen ser profesionales en el campo de la obesidad, que cuando usted lee sus observaciones y conclusiones pues se contradicen totalmente entre sus conclusiones. Unos hablan que hay que reducir las calorías, una dieta vegetariana, reducir el consumo de grasas saturadas, que es una enfermedad y hay que tratarla con medicación, factores hereditarios y que hay que hacer ejercicios como pesas, correr o caminar, en otras palabra no se ponen de acuerdo y cada cual tiene la solución que es la correcta.

El problema de la obesidad y el sobre peso radica en la hormona la insulina (es una hormona de almacenamiento celular)y la clave en la obesidad y sobre peso es reducir los niveles de insulina que es la razón por que te engorda y te mantiene gordo. El aumento en la grasa corporal ocurre cuanto los niveles de insulina están sobre los niveles normales. Aunque la insulina no es activada por las grasas.

Porque hoy día el consumo de grasa del norteamericano esta en el nivel mas bajo de los últimos cincuenta años y sin embargo tenemos un aumento extraordinario de sobre peso y obesidad.

Hoy día los científicos saben que la causa de la obesidad nunca fue el consumo de grasa saturada en la dieta, sino el gran exceso de niveles de insulina. Si comes muchos carbohidratos liberas más insulina y el aumento de estos lo convierte en grasa y se almacena fácilmente en las células grasas con la ayuda de la insulina. Y aquí podemos incluir comidas sin grasas como las papas, productos elaborado de harina como el pan, galletas, pasta, arroz y otros.

La insulina se origina en el páncreas, cuando los niveles de glucosa en sangre aumentan, el páncreas libera la insulina para ayudar a llevar la glucosa a las células para originar su metabolismo y crear energía, esto es en condiciones normales.

Pero cuando la insulina no puede unirse a los receptores de la membrana de la células, pues la glucosa en la sangre aumenta y el páncreas sigue liberando más insulina para tratar de que las células la utilice, pero la célula no puede, entonces ese exceso de glucosa se almacena en las células grasas y da origen a un aumento de peso y obesidad.

Es bueno puntualizar que la las pruebas de laboratorios de la azúcar en sangre no es lo mismo que las pruebas de los niveles de insulina en sangre aunque hay una correlación entre ambas porque el dominador común es la glucosa.

Esta correlación entre los niveles de insulina y la glucosa es la que esta envuelta en el sobrepeso y la obesidad. Si quiere reducir de peso, tienes que reducir los niveles de insulina y mientras menos insulina se produce más rápido pierdes peso.

Teóricamente el cuerpo no necesita los carbohidratos para producir energía y alimentar el cerebro, el cerebro se nutre de energía también a través de las proteínas y las grasas con el mecanismo de cetosis.

Cada vez que quemamos nuestra propia grasa como combustible, nuestro hígado selecciona esta grasa y la convierten en cetonas, y nuestros cerebros las utilizará para la energía, este es un procesos natural. Lo que ocurre cada vez que se salta una comida y durante las horas entre la comida de la noche y el desayuno, nuestro cuerpo vive de la grasa que se almacena durante el día. Según avanza la noche se moviliza progresivamente más grasa y el hígado aumenta su producción de cetonas.

Por la mañana, estamos en un estado conocido como cetosis, lo que significa que nuestros cerebros están utilizando principalmente el cetona como energía. Esto no es diferente de lo que sucede en una dieta que restringe los carbohidratos a menos de 60 gramos por día. Investigadores han informado que el cerebro y el sistema nervioso central realmente funcione más eficientemente en cetonas que lo que hacen en glucosa

Según Lubert Stryer, Ph.D, profesor de bioquímica en la Universidad de Stanford y autor de un libro de texto de bioquímica que utilizan en la mayoría escuela de medicina, la cetonas son los combustibles normales de respiración y son importantes como fuentes de energia, el músculo cardíaco y la corteza renal utiliza cetonas en preferencia a la glucosa.

Otros investigadores han demostrado que tanto el corazón y el cerebro utilizan el 25 % de la cetona más eficientemente que el azúcar en la sangre.

Gayelord Hauser, un escritor popular de la salud, quien escribió que la "Obesidad o el Sobre Peso" no tienen nada que ver con comer en exceso, pero que es una enfermedad de intolerancia a los carbohidratos.

Según Mark Hyman, MD. en su libro "La Solución de Azúcar en la Sangre", nuevas investigaciónes neurológica demuestra por qué los hidratos de carbono puede ser difícil de dejarlos.

Por EJEMPLO:

-   El azúcar estimula el centro de placer del cerebro, a través del neurotransmisor la dopamina exactamente igual que otras drogas adictivas.

- Alimentos ricos en dulces estimulan la liberación de los opiáceos propios del cuerpo, sustancias químicas, como la morfina, en el cerebro.
- Los animales y los seres humanos experimentan la "retirada" cuando de repente corta el consumo de azúcar, al igual que los adictos cuando dejan las drogas.

Lo interesante de todo esto y que no se da a conocer es que se tarda 20 minutos la señal en llegar al cerebro para que este indique que esta lleno. Por esta razón es que muchas personas repiten un segundo plato rapidamente despues de terminado el primer plato, por que no le ha llegado la señal, hay que esperar y darle la oportunidad al cerebro responder que ya esta lleno con el primer plato.

Según el Dr. Barry Sears:

Dieta altas en Omega-6 y bajas en Omega 3 asociadas con obesidad

"Que el elevado consumo de Omega 6 y bajo de Omega 3 es causa explicativa de un sinfín de problemas de salud. Que entre los problemas derivados precisamente de dicho desajuste también está la obesidad ha sido reafirmado de nuevo por un estudio animal publicado en 2009 en *Cardiovascular Psychiatry and Neurology*. Al menos en 2008, estudio publicado en el *British Journal of Nutrition* señalaba lo mismo: el desequilibrio en los ácidos grasos poliinsaturados como factor emergente para explicar la obesidad. A este propósito el Dr Barry Sears escribe su último artículo:

"Frecuentemente he afirmado que si estás gordo, podría no ser tu culpa. Investigaciones recientes van más allá para ilustrar este punto. En particular, un artículo publicado en *Cardiovascular Psychiatry and Neurology* de muestra lo que ocurre cuando tomas ratones genéticamente idénticos y los pones en dietas diferentes. Las dietas fueron iguales en calorías y grasas totales, sólo diferían en la proporción Omega 6/Omega 3. Para los ratones en dietas altas en Omega 6 resultaron considerablemente más gordos, tuvieron mayores niveles de ácido araquidónico (grasa tóxica) y más daño en sus órganos."

Lo que esto significa es que un cambio aparentemente menor en la dieta puede tener consecuencias genéticas dramáticas. Es lo que se llama epigenética [cómo factores externos, como la alimentación, alteran nuestra respuesta genética]. Esto parece ser la causa subyacente de nuestra crisis de obesidad. Nuestros niños representan la tercera generación de americanos que han estado expuestos a dietas bajas en Omega 3 y altas en Omega 6.

Aunque nuestro consumo total de grasas ha permanecido igual desde 1960, la obesidad ha surgido. Estos cambios epigenéticos generados por la modificación del ratio Omega 6/Omega 3 podrían explicarlo. También puede sugerirse que podríamos necesitar tres generaciones con dietas bajas en Omega 6 y altas en Omega 3 para revertir el daño genético existente.

En definitiva, todas las llamadas a hacer más ejercicio y consumir menos calorías por parte de nutricionistas y políticos pueden tener un efecto minúsculo en nuestra epidemia de obesidad."

"La mayoría de la gente cree que la obesidad se debe a la falta de control de sí mismo, las personas que son delgadas son moralmente superiores a los que son gordos, la gente cree también que el gordo si sólo siguiera el estribillo estándar de "comer menos y hacer más ejercicio" la obesidad no sería un problema.

La causa subyacente es más compleja, estoy firmemente convencido de que la fuerza impulsora detrás de la obesidad es el creciente nivel de inflamación silenciosa inducida por una dieta cada vez más pro inflamatoria.

Ejemplo de lo que puede hacer una dieta alta en omega-6 y una baja en omega-3.

Este estudio lo explica:

El experimento de Susan: 30 días con Omega 6...para mas información visite:

http://omega-6-omega-3balance.omegaoptimize.com

"Susan Allport es una periodista de salud, autora de "The Queen of Fats" ("La reina de las grasas").. Consciente de los perjuicios de una dieta elevada en ácidos grasos Omega 6 linoleico como la dieta americana estándar, Susan se propuso demostrarlos directa y personalmente: 30 días siguiendo una dieta alta en estos ácidos grasos. Los resultados ya se han conocido gracias a el doctor Jeff Volek, de la Universidad de Connecticut. Susan sustituyó sus aceites de oliva y colza, por:"

- Aceite de maíz
- Aceite de soja
- Aceite de girasol y 'aceites vegetales' en general
- Mayonesa hecha con los aceites anteriores
- Carne de ganado alimentado al modo convencional actual de maíz y cereales en lugar de pastos

Con todos ellos aumentó exponencialmente su ingesta de Omega 6. No obstante, siguió las recomendaciones de la Asociación Americana del Corazón, que recomienda dos raciones del pescado a la semana desgraciamente también con consumo de aceites vegetales. En sólo 30 días:

- Su índice Omega 3 cayó de 8'3 a 4'7
- Se produjo un aumento considerable de ácido araquidónico
- Se redujo un 22% su dilatación arterial
- Sólo en su región abdominal aumentó su grasa corporal unos 250 gramos
- Aunque en 30 días aún no se apreciaron cambios en el peso total, su masa muscular se contrajo
- Sus arterias se habían vuelto más rígidas

De todo esto podemos deducir una conclusiones clara:

Consumir ácidos grasos Omega 3 para contrarrestar la inflamación es crítico, pero de poco sirve si a su vez no restringimos drásticamente -o evitamos al máximo- el consumo de aceites vegetales ricos en Omega 6.

Capítulo 8

¿Qué es el Balance Hormonal?

Los eicosanoides son las hormonas que tienen que estar en balance para tener una buena salud libre de enfermedades ya que controlan el flujo de la información en nuestra intercomunicación biológica. Y porque controlan las acciones de todas las otras hormonas.

Como ya sabemos los eicosanoides malos se asocian a enfermedades crónicas como la enfermedad cardíaca, cáncer, artritis, etc. Por lo tanto la clave de la salud consiste en lograr inducir a nuestro cuerpo para que produzca más eicosanoides buenos y menos malos.

En lugar de utilizar drogas para alcanzar esta meta, se utiliza la mejor medicina sin efectos secundarios y efectiva que es **La Comida.**

Estas hormonas tan desconocidas en la comunidad médica son las que mantienen la fidelidad de la información biológica de nuestro cuerpo, convirtiéndose en la clave de la salud y la longevidad.

Si predominan los eicosanoides "malos" hay posibilidades de enfermedad crónica. Y si predominan los "buenos" hay mayor oportunidad de salud y longevidad. Hay un análisis clínico (ver más adelante en el capítulo 9, página 175), que es el cociente entre AA (ácido araquidonico) y EPA (ácido eicosapentaenoico) que indica donde está parado usted en términos del equilibrio de los eicosanoide.

Como los eicosanoides no se producen en ninguna glándula específica, usted tiene 100 billones de glándulas separadas capaces de producir eicosanoides, y esas son todas las células de su organismo.

Al revés de las hormonas endocrinas, que están bajo el control del hipotálamo, no hay tal control central sobre los eicosanoides, más bien respondiendo a una señal cada célula responde a los cambios en su medio ambiente.

"La única regulación conocida para la formación de eicosanoides, tanto "Buenos" como "Malos" es la dieta que se consume todo los dias, si no consume ácidos grasos omega 3 con la alimentacion, por ejemplo, no se inhibe la enzima delta-5-desaturasa, con la consecuente formación de acido araquidonico (AA), un promotor de eicosanoides "Malos".

"Es muy importante conseguir el balance primero para que las enfermedades se puedan reducir o eliminar."

Capítulo 9

Como Conseguir Balance

Antes que nada, tiene que hacerse algunas pruebas para determinar el grado de inflamación ya que no es fácil detectarla ni aun a simple vista, puedes tenerla si estas sobre peso, pero también aun con sobre peso puede no tener inflamación siempre y cuando los niveles de insulina están equilibrados, por otra parte puedes tener niveles altos de inflamación aun que tu peso sea normal.

La pregunta a hacer: Como sé que tengo inflamación..?

Pues la única forma es a través de un análisis de sangre. Y hay varios pruebas de laboratorios que puedes hacerte como:

Resistencia a la Insulina:

Es una prueba de la insulina en ayunas, que su nivel no debe pasar de 10 (u.I.U./ml) y no debe ser menos de 5 (u.I.U./mm) si su nivel pasa de 5 veces más puede padecer de un problema cardiovascular como la cardiopatía.

Relación de TG/HDL..

Qué importancia tiene esta relación, estudios hechos en la Escuela de Medicina de Harvard, confirman que cuando más alta es la relación de TG/HDL, mayor es el riesgo de sufrir un infarto cardíaco o una cardiopatía, si el resultado es más de 2 indica que tienes una inflamación crónica, estos resultados también le indican si tiene el síndrome metabólico. Donde el TG es nivel de triglicéridos y el HDL es el nivel del colesterol bueno.

Proteína C-reactiva...

Esta es la prueba más popular para medir la inflamación no solo puede medir problemas cardivasculares pero también algunos tipos de cáncer, como colon, próstata. Los resultados no pueden pasar de 3mg/l lo bueno sería un 2mg/l.

Todas estas pruebas están al alcance de todas las personas en el laboratorio de su comunidad, la único que es más difícil porque solo algunos laboratorios hacen la prueba de la relación de AA/EPA.

Relación de AA/EPA:

Relación	Interpretación	Tratamiento	Consumo Omega 3 Por Dia
1.5	Ideal	Mantenimiento	2.5 gramo
3	Bueno	Mejorar Funciones Cardíacas	5.0 gramo
10	Riesgo Moderado	Dolor Crónico	7.5 gramo
>15	Alto Riesgo	Enfermedad Neurológica	10 gramo

Esta prueba la puede solicitar directamente a los laboratorios que las realizan y tres de los más importantes son:

Age Diagnostic Laboratories
1120 Holland Dr., Suite 13
Boca Raton, Florida 33487
(561 999-1987)

Nutrasource Diagnostics Inc.
Suite 203 - 120 Research Lane
University of Guelph Research Park
Guelph, Ontario, Canada N1G 0B4

Omega 3 Test
P.O. Box 216
Austin, MN 55912 USA
Toll Free: (888) 630-Omega 3Test (6634)
www.omega3test.com

Esta prueba determinan donde es que usted está parado relacionado con su salud, si los resultados demuestran que hay una diferencia o que tienes inflamación crónica, entonces debe hacer un cambio en su dieta, recuerde no es la medicinas la que te van a dar la salud que usted desea, si no la única medicina que te puede dar esta vida, que no es otra cosa que tu COMIDA. No necesita una receta medica, ni plan medico, ni recomendaciones de medico alguno.

Capítulo 10

¿Qué Es Omega – 3?

Investigaciones científicas realizada a los médicos sobre el uso del omega 3 en su práctica médica, estos no hacen recomendaciones sobre el aceite de pescado omega 3.

La mayoría de ellos no saben, no hacen caso, no prestan atención o no tienen el tiempo para informarse acerca de estas importantes grasas. Especialmente si tiene un exceso de trabajo, con estrés, e incluso si el médico fuma. Tienen muchas cosas en su mente.

Si usted ha llegado a una cierta edad madura, usted sabe que no se puede esperar mucho de su médico de cabecera. Los medicamentos pueden funcionar bien en las salas de emergencia, cirugías, pero cuando nos fijamos en la prevención de enfermedades degenerativas, dietas, hábitos saludables y similares, no hay mucho que usted puede conseguir de su médico. Al llegar a esa edad madura, uno comienza aprender que si no se informan acerca de su salud y empezar a hacer cambios en su estilo de vida, usted no va a vivir mucho tiempo.

Hoy en dia tienes la oportunidad de conseguir información extensa sobre los beneficios del aceite de pescado omega 3, y utilizarla para su propio bien.

En capítulos anteriores se ha explicado la importancia del balance de hormonas buenas y malas para combatir las enfermedades y mantenerse saludable, en especial el papel que tienen las grasas esenciales poli no saturadas donde el consumo elevado de Omega 6 y consumo bajo de Omega 3 son el factor principal para las enfermedades. Por lo tanto ya sabe lo que puede hacer el **Omega -6** aun le falta conocer más en detalle la otra parte del balance hormonal que es el **Omega -3** y básicamente el tratamiento de las enfermedades está basada en el Omega 3.

El Mercado ...

El mercado actual (2011) del aceite de pescado **Omega-3** es de $7 Billones comparado con el 2007 que fue de $2 Billones, haciendo de este mercado uno muy lucrativo, además que ya el 95 % del consumidor Americano conoce del Omega 3 y solo el 5% lo consume, aunque están confundidos ya que muchos compran omega 3, pero desconocen el objetivo por la cual lo están comprando, esto ha llevado al público consumidor a cometer el error de comprar cualquier omega 3 en la creencia que de esta manera se está protegiendo, pero están muy lejos de la verdad.

Esto ha llevado a una comercialización de **Omega-3** actual a producir el omega -3 con cantidades mínimas de los ácidos grasos EPA y DHA y no están laborados con grado farmacéutico y de esta manera están expuestos a metales pesados y toxinas como el mercurio.

Las personas consumen cantidades tan baja de ácidos EPA y DHA que realmente no le produce ningún beneficio terapéutico.

Más del 80% de las marcas de compañías que se venden de aceite de pescado en los Estados Unidos utilizan aceite de pescado importado de la China que no es de confiar o son inestable. Y legalmente pueden ser vendidos como "Made in USA" porque se importan en grandes cantidades a la vez pero se envasan en frasco en Estados Unidos.

El aceite esencial Omega 3 se encuentra en los peces de aguas profundas como son el salmón, sardinas, atún, arenque y anchoa y la fuente vegetal son de hojas verdes, almendras y principalmente de las semillas de lino.

En este caso de la semilla de lino, se ha estado mercadeando en un sin número de productos, como son los productos de fibras, aunque si es un omega 3 es conocido también como ALA(acido alfa linolenico), tiene sus limitaciones. Teóricamente el cuerpo puede convertir el ALA en EPA y DHA, pero su conversión actual es bien baja, los estudios dicen que la conversión es de 5 % o menos, lo que hace el aceite de pescado la mejor fuente de omega-3.Y el ALA no ha demostrado tener el mismo efecto cardiovascular del DHA o EPA.

Cuanto más frías es el agua más aceite necesita el pez para no congelarse. Estos peces se alimentan de plancton, sobre todo en verano, que posee una cantidad alta de Omega 3.

Durante el invierno, cuando empieza a subir las corrientes frías, los peces migra hacia aguas más cálidas, y los peces capturados durante el verano tienen mayor cantidad de grasa Omega – 3.

No todo los aceites de pescado son iguales…

En todas las grasas y aceites tanto de origen animal, marino como vegetal, su molécula natural es los triglicéridos. La Academia Nacional de Ciencia, define las grasas y aceites como una molécula orgánica compleja que está formada por la combinación de tres ácidos grasos y unidos por la espina dorsal de la molécula de glicerol.

En el Omega 3 sus grasas más activas son EPA y DHA y están como triglicéridos. Cuando se consume el triglicérido (TG) en esta forma natural, es absorbido mas rapido en el intestino y empieza actuar, en minutos.

Las grasas Omega -3 en el pescado es exclusivamente triglicérido natural (TGs). Como los ácidos grasos libres son rápidamente oxidados la estructura del TGs ofrece una estabilidad más grande previniendo se separen y se oxiden.

"No se confunda, estos triglicéridos no son de la clase que su médico se preocupa, los que son derivados de las grasas saturadas de animales alimentados con granos y los aceites de granos poli non saturados(grasas creadas sintéticamente por el hombre) son los que producen los triglicéridos que preocupan al medico."

Sólo hay dos tipos de aceite de pescado el EPA y DHA y el que se consigue en el mercado existe en dos forma, uno en triglicéridos naturales (GT) y en la forma sintética que es Esteres Etílicos(EE).

Aun viendo la etiqueta del frasco de Omega 3, no podrá distinguir qué forma de Omega-3 está comprando, es porque la gran mayoría de los manufactureros de Omega-3 se interesan poco en mencionar la biodisponobilidad, de la forma natural de triglicéridos o de los ésteres etílicos. La biodisponibilidad se define como el grado y la extensión en la cual un ingrediente activo es absorbido del producto y viene a estar disponible en el sitio de acción.

La forma de ésteres etílicos del omega -3 en los suplementos es el más prevaleciente o de venta en el mercado, la razón es costo ya que es más barato producirlo que el triglicérido natural (GT).

Aceite de pescado grado farmacéutico..

Este eslogan lo usan todas las compañías que producen aceite de pescado Omega -3. Este término no está regulado y no es obligatorio en los mercados de Estados Unidos describir en la etiqueta de los productos de aceite de pescado, el proceso por la cual se ha obtenido el producto final, ni los estándares de cálida que cumplen aunque algunas compañías ponen en su frasco grado farmacéutico cuando no lo son.

Además describe en la etiqueta del frasco que son aceite de pescado, que puede ser que el producto no es del todo aceite y si un una clase de aceite alterado llamado aceite ésteres etílicos (EE), que difiere de la estructura molecular del aceite de pescado autentico que tiene la estructura molecular conocido como triglicérido naturales (TG).

Por lo tanto el profesional de la salud como el consumidor debe conocer estas característica del producto en particular por su propio beneficio ya que esta es una característica de los suplementos de omega 3.

Destilado Molecular...

Usted va a encontrar aceite de pescado en las tiendas de productos naturales y en las farmacias que estén titulado como aceites destilado molecularmente, pero como le indico antes que no hay regulación para poner en la etiqueta como fue procesado, también pueden poner que son procesados molecularmente y esta destilación molecular remueve algunos de las toxinas PBC's pero no todas y todo depende del por-ciento de EPA/DHA que tienen.

Si dice que es molecularmente destilado, grado farmacéutico y la relación de aceite de pescado total en la etiqueta dividido entre el total de la suma de EPA y DHA da menos de 60%, pues no es destilado molecularmente, si el resultado es más de 60% pues entonces es filtrado molecularmente y grado farmacéutico pero no quiere decir que es un filtrado ultra molecular.

Como diferencia el filtrado molecularmente del filtrado ultra molecular pues la diferencia es el costo del producto mientras más caro sea el omega3, es uno filtrado ultra molecularmente, esta tecnología es mucho más costosa que el **Formato Natural(FN)** (ver que es FN) no todas las compañías de suplementos naturales están dispuesto a pagar este costo por esto es más económico que el **Formato Triglicérido**, pero no se lo dicen directamente al consumidor. Esta forma también es ésteres -etílico.

Procesos más utilizados en extracción del Omega-3...

A- Formato Esteres Etílico (EE - Cálida Moderada y Superior
B- Formato Natural (FN) - Calidad Baja
C- Formato Triglicérido (TG) - Calidad Extra Superior

A través de nuevas tecnologías creada en el 2004, se desarrollo la destilación ultra refinado molecular de EPA/DHA.

Y para darle una idea de la calidad del aceite de pescado conseguido a través de una tecnología más avanzada llamada ultra refinación molecular, hay que utilizar 100 galones del aceite que se vende en las tienda de alimentos naturales y farmacias para producir un galón concentrado de EPA/DHA Ultra refinado molecularmente.

Usted no va ha encontrar aceite de pescado ultra refinado molecularmente en la tiendas de productos naturales, no importa lo que diga en la etiqueta que es grado farmacéutico, ya que el costo de estos nuevos aceite ultra refinado molecularmente es demasiado alto para la industria de suplementos, me refiero a las tiendas de productos naturales y las farmacias.

La Destilación Molecular Ultra Refinada, define la tecnología avanzada capaz de eliminar, de manera precisa, las toxinas presentes en los aceites de pescado. Mediante este proceso se consigue obtener un aceite de pescado puro, limpio y libre de toxinas, lo que permite asegurar un consumo seguro para el ser humano, alcanzado un grado farmacéutico.

A- Formato (EE- ésteres-etílico) Cálida Superior:

Características Generales:

- Grado Farmacéutico
- Ultra Refinado y molecularmente destilado
- Alta concentración
- También se mercadea en formato líquido
- Calidad certificada por terceras empresas (IFOS Program)

Este proceso de destilación molecular también produce que la molécula natural de triglicéridos del omega 3 se convierta en una molécula más simple llamadas ésteres-etílico(EE). La gran mayoría de los aceites que se vende en el mercado por destilación molecular son de este formato.

Este formato de ésteres-etílico (EE) carece del enlace de glicerol ya que fue sustituido por una molécula de alcohol etanol y lo hacen menos estables. Además la digestión de los ácidos grasos ésteres-etílicos(EE) tiene lugar en el hígado e implica la liberación de residuos de ethanol, este proceso tarda como 10 horas para llegar al corrente sanguíneo.

B- Formato Natural (FN) "Baja Calidad"...

Característica por cada 1000mg..

- Pescado no es tratado, se prensa y se extrae el aceite directamente.
- Tiene baja concentración de EPA y DHA y poca calidad.
- No ofrece garantías, calidad no certificadas por terceros
- Se comercializa en capsulas de 500 a 1000 mg, con bajas concentraciones de EPA y DHA (con relación de menos de 20 a 60 %.)

El costo aunque puede ser bajo comparados con otros, es más caro porque requiere más concentración de EPA y DHA para un nivel terapéutica que pueda trabajar y lo logra aumentando la cantidad de capsulas.

El aceite de pescado sin refinar molecularmente contiene todo aquello que ha sido ingerido por el pez que no sea soluble en agua. Ello incluye todo tipo de toxinas y contaminantes como los PCB, el DDT y compuestos de mercurio orgánico. estos son vendidos por tiendas de suplementos naturales, farmacia y son más económicos.

Debido a la contaminación actual de nuestros océanos, los peces y los aceites de pescado contienen materiales tóxicos, altamente dañinos para nuestra salud.

Más del 50 % del aceite de pescado en el mercado es un producto dañado, que hace más daño que bien, ya que el problema es la oxidación y que puede ocurrir aun abriendo el frasco.

Los omega 3 son extremadamente frágil y fácilmente se daña con el oxigeno y esto es así para todos los omega 3, no importa si su origen es animal o es vegetal.

Nunca lo compre en frasco plástico claros los que usualmente encuentra en las góndolas de tiendas de productos naturales, farmacias y tiendas de especiales grandes a un costo bien bajo. Esto se debe a que los rayos ultravioletas y la luz florecente pasan a través del frasco claro y cambian el aceite a uno rancio y es un aceite oxidado.

Otro problemas de los omega 3 (que no son ultra refinado molecularmente) en las góndolas, es que tienen un alto contenido de grasa saturada y estos es porque el proceso de filtración que se usa no es suficiente para a eliminar esta grasa saturada que también se congela cuando se pone en el "freezer", ya que la grasa de omega 3 que es la EPA y DHA, no se congela en el "frezeer" porque es una grasa de aguas frías profundas.

Esta es una forma sencilla de usted saber si el omega 3 que consume es de grado ultra destilado molecularmente. Ponga su omega 3 en el *"Frezeer "*por 5 horas.(coja 3 capsulas las vacías en un frasco de cristal) si este se congela pues no es de ultra filtración molecular o son de peces que tiene alto contenido de grasa saturada.

Debe poner el frasco abierto en la nevera o "freezer". El tipo de aceite refinado ultra molecularmente debe comprarse directamente del distribuidor ya que usted no sabe cuánto tiempo hace que el aceite omega 3 está en las góndolas.

El frasco ideal es el de cristal o plástico PET oscuro para las capsulas y botellas de cristal oscuro o blanco para el liquido que protege al omega3 de la luz al igual las capsulas deben ser oscuras.

C- Formato Triglicérido: Calidad Extra Superior:

Característica por cada 1000 mg..

- Alto grado de biodisponibilidad en sangre
- Grado Farmacéutico
- Ultra refinado y molecularmente destilado
- Alta concentración

- Calidad certificada por Terceros compañías (IFOS Program)
- Estable frente a la oxidación
- Formatos en liquido y capsulas
- No es un ésteres-etílico

Este formato de triglicérido, utiliza un proceso llamado "glycerolisis" que lo que hace es remover la molécula de etanol (que se produce en todo los aceites que utilizan la filtración molecular) y se convierte los ácidos grasos EPA y DHA de nuevo en una molécula de glicerol que es el formado natural que existe el omega 3. En otras palabra cambia de una molécula de EE a TG.

Este proceso no todas las compañías lo utilizan y solo un 5 % de ellas lo hace y la razón es porque este proceso adicional, el costo es de un 40% más caro en manufacturarlo que el EE porque es un proceso de 6 procedimientos en lugar de 5 que utiliza los EE. Y de esta forma se consigue más concentración de omega 3 en la forma TG.

Como es la absorción y metabolismo del triglicérido natural (TG) vs el ésteres-etílico (EE)...

Aunque ambas formas químicas han demostrado beneficio para la salud, pero hay disputa con una competencia de mercadeo..

Por esta razón es importante que conozcan la diferencias en la estructura química de triglicérido (TG) y el de ésteres-etílico (EE).

Triglicérido (TG) es la forma natural de las grasas que se encuentra en los alimentos animales, vegetales y en el caso de los peces, esto consiste de una molécula de glicerol unido a tres moléculas de ácidos grasos como son EPA y DHA y ácido graso libre.

Los ácidos grasos se oxidan rápidamente y se convierten en ácidos trans y en radicales libre, la molécula o columna de glicerol estabiliza las moléculas de grasa y evita la oxidación.

Esta forma de triglicéridos natural (TG) se absorbe en el intestino con ayuda de la enzima pancreática la lipasa, y pasan directamente al torrente sanguíneo y empieza a trabajar en las células del cuerpo en menos de 10 minutos.

Esteres Etílicos (EE) es una forma alternativa de grasa que son derivadas de la reacción de los ácidos grasos libres con etanol. Durante este proceso los ácidos grasos son separados de su columna natural de glicerol y se convierte en una molécula de etanol y entonces se produce el aceite de pescado EE.

La metabolización del ésteres etílicos (EE) tiene lugar en el hígado, esta metabolización implica la liberación de etanol para producir la forma de triglicérido que es la forma en que la grasas de omega -3 se almacena y actúa en la células del cuerpo, este proceso tarda hasta 10 horas para llegar a la sangre.

Como ya les mencione, la gran mayoría de los aceites de pescado que se encuentra hoy dia en el mercado están en forma de ester etílico.

Un mecanismo de averiguar si su aceite de pescado que esta usando es en la forma de ester etílico es con un simple vaso de poliestireno...

Coloque un poco de aceite de pescado en un vaso de poliestereno y luego el vaso lo coloca en un plato para evitar cualquier derame. Eche un vistazo a el vaso después de unos 10 o más minutos.

Si el aceite se ha filtrado de manera significativa a través del vaso de poliestireno que contiene su aceite de pescado, su aceite de pescado es uno que es ester etílico. El aceite de pescado natural que es el de triglicéridos cuando lo echa en un vaso de poliestireno no hara lo mismo.

Estudio realizados por el Dr. Dyerberg, 95 et al. Concluye que el omega -3 en la forma de EE solo el 20 % se absorbe pero cuando se consume con una dieta alta en grasa, el grado de absorción sube a un 60%, por otro lado el Omega 3 con los triglicérido naturales (TG) se absorbe en un 69 % pero cuando se consume con una dieta alta en grasa el grado de absorción sube aun 90 %.

3 Beneficios del aceite de pescado líquido
sobre elección de cápsulas

La mayoría de la gente piensa que los mejores suplementos de aceite de pescado, son naturalmente los que vienen en cápsulas. Sin embargo, hay una serie de beneficios para la elección de los productos líquidos de aceite de pescado en su lugar. Echemos un vistazo más de cerca a algunos de los beneficios de los suplementos líquidos de aceite de pescado sobre sus contra partes las capsulas suaves.

1. Más ácidos grasos Omega 3 por la dosis ...

Como con todos los tipos de vitaminas y suplementos, la cantidad real de cada ingrediente puede variar basado en una variedad de factores. Debido a esto, es imposible hacer una declaración general de que el aceite de pescado líquido siempre tendrán más ácidos grasos omega 3 que las cápsulas. En general, la tendencia tiende a demostrar que el aceite de pescado líquido normalmente tienen más ácidos grasos omega 3 que la cápsulas. Esto es porque hay una mayor concentración de EPA y DHA por porción.

2. Aceite de pescado líquido es más barato por dosis...

La mayoría de la gente asume automáticamente que las cápsulas son más baratas que el aceite de pescado líquido, sin embargo lo que realmente depende de su perspectiva. Un paquete de cápsulas que normalmente será más barato que el aceite de pescado líquido, sin embargo, puede tomar de 4 paquetes mas para igualar el número de dosis que se puede obtener de una sola botella de aceite de pescado líquido. Así, mientras que puede ser más barato por compra las cápsulas o tabletas, en el largo plazo, el aceite de pescado líquido es una opción mucho más económica.

3. Sabor ...

Quizás usted no lo sabe, pero cuando usted toma su primera cucharada de aceite de pescado líquido, el sabor no va hacer a pescado. El aceite de pescado líquido normalmente se saboriza de una forma u otra para que sepan mucho mejor. Además, la mayoría de la gente también será capaz de evitar algunos de los efectos secundarios comunes de suplementos de aceite de pescado en capsulas, como un eructo de "pescado". Algunos también afirman que el aceite de pescado líquido no les da algunos de los otros efectos secundarios como la diarrea o náuseas

Si usted está buscando una alternativa de conseguir su cantidad diaria de ácidos grasos omega 3, el aceite de pescado líquido puede ser la solución para usted. El aceite de pescado líquido tiene a menudo el más altos nivele de EPA y DHA por dosis, es más barato por dosis, y sabe mucho mejor.

Algunos contaminantes de todo los peces ...

Los niveles de contaminantes deben estar en valores seguros según diferentes estándares ya establecidos como el de CRN (Council for Responsible Nutrition) o el Environmental Statute Proposition 65 de California y IFOS.

Los **Bifenilos Policlorados (PCBs)**

Usados ampliamente como refrigerantes y lubricantes en transformadores, y otros equipos eléctricos, ya que no se incendian fácilmente y son buenos aislantes.

En 1977 se paro la manufactura en los Estados Unidos ya que quedó en evidencia su acumulación en el medio ambiente y los efectos nocivos que producían. Los PCBs se acumulan en los pequeños organismos del agua y en peces, además de acumularse en otros animales que se alimentan de organismos acuáticos. En peces y mamíferos acuáticos se pueden encontrar niveles hasta miles de veces mayores que los encontrados en el agua.

El Dicloro-Difenil-Tricloroetano (DDT)

Es un insecticidas llamados organoclorados y es una molécula muy soluble en lípidos (grasas) y muy insoluble en agua. Es un producto que se almacena en los tejidos grasos, con un efecto acumulativo.

El Mercurio es un metal que esta presenten en forma natural en el medio ambiente y esto en parte se debe a las centrales eléctricas que usan carbón que en su proceso de combustión emite mercurio a el ambiente razón porque casi la mayoría de los peces de agua dulce en Estados Unidos tienen niveles bien alto de mercurio.

Un metal pesado que se acumula alcanzando niveles máximos en los peces. El metilmercurio constituye el mercurio más común, producido por organismos microscópicos del suelo y del agua.

Es una de las formas más tóxicas conocidas, se disuelve fácilmente en grasa y tiene la capacidad de pasar la barrera hematoencefálica y la placenta. Y tiene un potencial mutágeno y teratógeno.

La organización independiente que prueba los aceites de pescado en el mercado y que certifican que el aceite de pescado es ultra refinado molecularmente es la IFOS (International Fish oil Standards) y se basa en unos criterios o estándares para dar la certificación.

Cuáles son los estándares de un Omega 3 destilado...

Los estándares para un aceite omega3 grado farmacéutica se rige por tres criterios:

1- Cual es el total de Omega -3: más de 60% del total de ácido grasos
2- Relación AA/EPA: Con menos de 0.04
3- PCB/gramo de Omega-3: Con menos de 10 pp

Los Estándares De Pureza Global Para Aceites Omega Del Pescado

(ppmm= parte por mil millones: ppmb = parte por billon)

Estandar	Estandar De IFOS Para El Grado 5 Estrellas	Instituto Para La Nutricion Responsable	Farmacope Europea	Estandares Para La Medicina Noruega
Nivel de Oxidacion Total	<20meq/kg	26 meq/kg	N/A	N/A
Plomo	<10ppmm	10 ppmm	100 ppmm	100 ppmm
Mercurio	<10ppmm	<10ppmm	100 ppmm	100 ppmm
Dioxanos y Furanos	<1ppbm	2 ppmm	2 ppmb	2 ppbm
PBCs	<45 ppmm	90 ppmm	N/A	N/A

Cuál es la importancia de cada uno de estos criterios ...

Por lo general los suplementos de omega-3 vendidos a tráves de góndolas en las tiendas de productos naturales y farmacias, contienen 1200 mg ó 1 gramo de aceite de pescado. Este aceite de pescado tiene 360 mg de EPA y 240 mg de DHA. Para un total de 300 mg de ácidos grasos, así que una capsula del aceite de pescado tiene 50% (600/1200=50) de ácidos grasos, lo que significa que este aceite no es grado farmacéutica ya que lo mínimo para grado farmacéutico es 60 %. Ver la siguiente grafica de algunos omega-3 en farmacias de la comunidad:

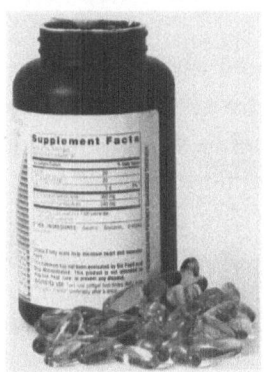

Costo $ 4.99/frascos, No es grado farmaceutico ni filtracion molecular ya que tiene solo un 50%.Ver en la proxima pagina los detalles de los componentes, en la Tabla 1.

Tabla 1

La mayoría de los aceites omega 3 utilizan Vitamina E derivado de aceite de soja como un antioxidante. Este aceite de Vitamina E tiene bajos niveles de alérgenos derivados de la soja transgénica procesada y puede en realidad aumentar la inflamación. Leer las etiquetas y evitar vitamina E como antioxidante derivado de soja.

Advertencia para el Consumidor: 1000 mg de aceite de Krill en la etiqueta de un frasco no es lo mismo que 1000 mg de Omega-3. Aceite de Krill que tipicamente se vende en las farmacias y tiendas de productos naturales que contiene ácidos grasos omega-3. con1000 mg de aceite de Krill por lo general sólo contiene 130 mg de Omega-3. Los otros 700 mg son las grasas que tu cuerpo no necesita. Siempre compre productos con al menos 60% de omega-3(este frasco solo tiene 13 % de omega-3) **"NO SE DEJE ENGANAR"**

La descripcion de la etiqueta de
Los ingredientes por cada capsula

Serving Size 1 Softgel	
Amount Per Serving	10
Calories	10
Calories from Fat	1 g
Total Fat	1,000 mg (1 g) Fatty Acids, comprising
Krill Oil provides 130 mg of Omega-3	
EPA (Eicosapentaenoic Acid)	85 mg
DHA (Docosahexaenoic Acid)	45 mg
Total Omega-6 Fatty Acids	20 mg
Phospholipids	5 mg
Astaxanthin	1,500 mcg

...lues are based on a 2,000 calorie

Niveles Seguros ...

El aceite de pescado omega -3 destilado de alta calidad cumple los estándares más rigurosos en cuanto a pureza, lo que garantiza unos niveles de toxinas extremadamente bajos. Los problemas gastrointestinales, como gases, dolor abdominal y diarrea, típicos del consumo de aceite de pescado no destilado molecularmente ya no están presentes.

En el aceite de pescado natural encontramos principalmente grasas saturadas que incluyen un tipo de ácidos grasos que el cuerpo humano no está diseñado para digerir.

Este tipo de ácido graso es producido por las algas y raramente se encuentran en fuentes vegetales o animales, constituyendo la principal causa de problemas gastrointestinales relacionados con el consumo de aceites de pescado.

El FDA de los Estados Unidos ha anunciado que el consumo de hasta 3 gramos diarios de ácidos grasos Omega-3 de cadena larga puede considerarse seguro, pero no establece si se refiere al destilado molecularmente, o la forma de (triglicérido) GT/esteres-etílico o al que no es destilado molecularmente y nos han convencido que el consumo de ácidos grasos omega-3 de cadena larga es bueno para la salud.

Realmente nadie nos mintió, pero tampoco se dijo toda la verdad: No todos los ácidos grasos omega-3 de cadena larga que encontramos en los suplementos nutricionales son iguales, y algunos pudieran, incluso, perjudicar o empeorar nuestra salud.

Para que tenga una idea de los estándares de pureza del omega 3 Ultra Refinado que mercadean las compañías, ver el listado siguiente, solo tiene que accesar al siguiente sitio en el internet:

http://ifosprogram.com

Ultra Refined Omega-3 Product Reports

A M B Well Inc.
Advanced Naturals
Barleans Organic Oils
Enervit Spa
Factor Nutrition
Genuine Health
George B. Elvove, M.D., P.C.
Health First
Healthworld Korea (DAMO I.T.C)
Herbasante
Labsmart
Life Extension
Life Support/Nutratec Life Sciences
Life's Abundance
NAKP Biosciences Inc.
Nordic Naturals
Omapure
OmegaVia
See Yourself Well/Nutratec Life Sciences

Si la marca de su preferencia no aparece, póngase en contacto con la empresa y se refieren a este programa, de lo contrario solicite un certificado de la empresa de análisis de su control de calidad.

Entre las compañías que tienen omega -3 con Formato Glicéridos (GT)/ Calidad Extra Superior, se encuentran Nordic Naturals y Nutratec Life Sciences (NLS), también en NLS tiene el "Dripless Spout" que provee una barrera al oxigeno reduciendo la oxidación y este proceso lo tiene patentizado.

Pensemos por un momento sobre el derecho que tenemos a estar bien informados y sobre la necesidad de ser más exigentes con la calidad de omega -3 que va a consumir. Sólo de esta manera podremos alcanzar el equilibrio necesario para tener una verdadera salud superior y prevenir las enfermedades.

Si usted consume pescado fresco, sabe usted los niveles de mercurio...

El siguiente "website" los puede orientar y calcular los niveles..

http://www.gotmercury.org/

Esta la forma en ingles y en español de como calcular los niveles de mercurio, entrar en este website para su cálculo personal, en base a la cantidad de consumo de pescado fresco.

Si consume pescado fresco debe eliminar la grasa saturada que no contiene omega 3 ya que el omega 3 está en la carne del pescado.

Esta grafica puede ayudarlo a eliminar la grasa saturada:

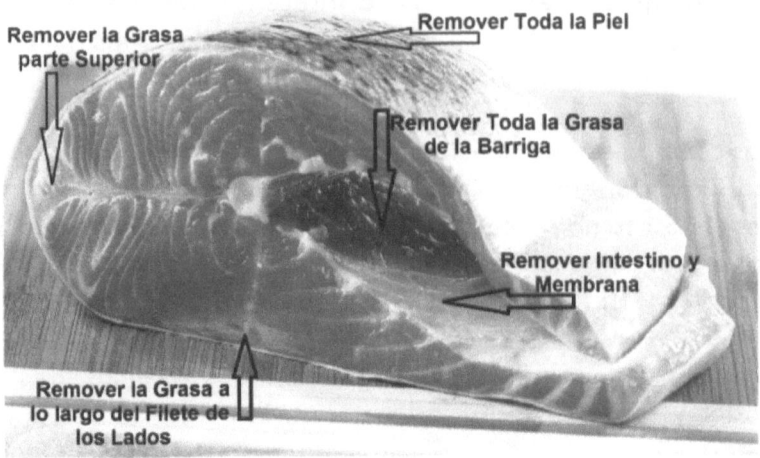

Qué tipo de suplemento de aceite pescado Omega-3 debo consumir…

La diferencia también existe entre los tres tipos de extracción de aceites no es solo que sea ultra refinado molecularmente, pero también el costo ya que el ultra refinado es más caro que el Formato natural debido a su producción tecnológica que es 40 % más caro.

Si no puede consumir el ultra refinado porque no lo encuentra, entonces no puede consumir más de 1250 mg (de EPA + DHA diario) del aceite de pescado omega 3 que se vende en las tiendas de productos naturales y farmacias, porque tiene más toxinas.

Otros ejemplo que puede encontrar …..

Es bueno que conozca que las capsulas típicas de pescado de las tiendas de productos naturales, pueden tener o decir que tienen 1000 mg de aceite de pescado. En esta capsula de 1000mg, cerca de 250mg puede ser EPA y 125mg puede ser de DHA, esta son las dos grasas esenciales que son activas y es la única porción de los 1000 mg del aceite de pescado en este caso, que cuenta para sus requerimientos diario de EPA/DHA.

En este caso le están dando 375 mg de EPA +DHA. De manera que si usted necesita consumir 5 gramos al día, eso sería equivalente a 13 capsulas diarias.

Además las capsulas deben ser oscura ya que el aceite omega 3 es sensible a la luz y se degrada y se convierte en un omega 3 rancio, y un aceite oxidado, también si decide consumirlo liquido (que es la mejor forma de conseguir niveles más alto) debe estar en una botella de cristal oscura o frasco plástico blanco (PTE). Además tanto la capsula como el liquido deben tener por lo menos 25iu de vitamina E natural y no sintética para mantenerlo estable.

Dosis del Dr. Barry Sears...

Hay varias sugerencia tanto del gobierno, de investigadores reconocidos en la materia. El más utilizado es la del Dr. Barry Sears, autor del "Bestseller" Dieta para estar en la Zona, además de otros libros como La Inflamación Silenciosa, Rejuveneces en la Zona. Con más de 20 años en estudios de los ecosanoides. El Dr. Barry Sears recomienda de acuerdo a la condición las siguientes concentraciones del Omega 3 Ultra Molecularmente Destilado:

Estado De Salud Requerida	Cantidad De EPA + DHA
Sano y Peso Normal No Tiene Enfermedades	2. 5 gramo/día
Cardiopatía/Obesidad/Diabetes Tipo 2	5 gramos/día
Dolor Agudo/Crónico	7.5 gramos/día
Problemas Nerviosos/Neurológicos	Más de 10 gramos/día

Otro Omega 3: El Grill

El Krill es un pequeño camarón de las aguas profundas de la antártida. Aqui es donde muchas especies de ballenas viven y se alimentan. El Krill es una fuente importante de alimento para animales marinos como los pingüinos, las focas, y ballenas en la Antártida, tanto el omega 3 de pescado como el del Krill tienen (EPA y DHA) pero gramo por gramo el aceite de pescado tiene mucho más de los dos y es bastante más barato que el aceite de krill.

El principal problema es que el krill no contienen mucho más ácidos grasos omega 3, especialmente el más importante llamado DHA. Para obtener cualquiera de los beneficios del aceite de krill, tendría que tomar tanto que no sería rentable ya que cuestan el doble que un suplemento de calidad del pescado (ultra refinado).

El Krill es el alimento principal de muchas especies, incluyendo las grandes ballenas, y en áreas donde el Krill se pesca, la evidencia apunta a una disminución del número de las especies que se las comen.

Recuerde que el aceite de pescado es un producto y no afecta en absoluto a su sostenibilidad, mientras que el krill se pesca sólo por su aceite. Y puede ser sólo un evento mediático, porque más del 95% del total de krill que se produce se utilizan para hacer algo que se llama "harina de pescado. Sólo el 2% del krill es para hacer los suplementos de aceite de krill.

Otro Omega – 3: Semilla de Lino y Chia

ALA – acido alfa-linolénico es el omega 3 que se encuentran en las semillas de la chía, el cáñamo y el lino (Flex), así como de otras fuentes tales como las nueces inglesa, algunas frutas y verduras. Este es el omega 3 que se obtiene de fuentes vegetales. EPA (ácido eicosapentaenoico) y DHA (ácido docosahexaenoico) generalmente se encuentran en el pescado, algunas algas y son los más beneficiosos de los ácidos grasos omega 3.Estos ácidos grasos son especialmente importantes durante el embarazo para el desarrollo del cerebro del bebé, el sistema nervioso, cardio vascular y la retina. Los estudios han demostrado que las mujeres embarazadas cuyas dietas eran más altos en DHA tenían hijos con IQ más alto.

El cuerpo parcialmente convierte ALA a omega 3 de EPA y DHA. Algunos estudios muestran que la tasa de conversión es extremadamente pequeña. La información dada en una conferencia de la Salud Mental Integral indicó que algunas personas no pudieron hacer la conversión total.

Según el Instituto Linus Pauling, de 8 a 21 por ciento de ALA se convierte en EPA y de 0 a 8 por ciento se convierte en DHA. Las mujeres son más eficientes en la conversión que los hombres. A pesar de que el omega-3 del aciete de pescado y de las otras semillas de chía son claramente beneficiosos, los que toman las semillas de chía exclusivamente para los ácidos grasos omega-3 deben buscar una fuente complementaria del aceite de pescado.

El cuerpo puede convertir ALA en EPA y DHA. El ALA se convierte eficazmente a EPA, pero puede requerir grandes cantidades de ALA para producir cantidades óptimas de DHA. Una pequeña cantidad de evidencia reciente ha planteado la preocupación de que grandes cantidades de ALA podría ser perjudicial para los ojos en el largo plazo.

El Omega-3 de la semilla de linasa no es el mismo que el Omega-3 del Pescado

Algunos Problemas con el aceite de linasa:

- las niñas " teenage" convierten el ALA de linaza en omega 3 mejor que una mujer adulta. ya según envejece la mujer menos puede usar la linaza.
- Los cuerpo de los niños y los hombres simplemente no pueden usar el aceite de linaza.
- Si la mujer esta embarazado, el niño necesita DHA para desarrollar un cerebro saludable, ojos y el aceite de linaza no le da suficiente DHA..
- Si usted tiene más de 30 años solamente puede convertir el aceite de linasa (ALA) en omega 3 en solo un 5-10 %.
- Si es diabetico, tiene alta presion o esta sobre peso entonces su cuerpo no puede usar ALA.

Porque todas esta cosas afectan los beneficios de ALA?

Porque toma 7 pasos de enzimas complejas para convertir el ALA en EPAy DHA usable, el aceite de pescado puro rapidamente le provee el omega-3 usable.

Segun: - Brithish Journal Atherosclerosis
           Volume 181, Issue 1
           July 2005, Pages 115-124
        - Curr Opin Clin Nutr Metb Care
           2002 Mar; 5(2): 127-32
        - Reprod Nutr Dev.
           2005 Sept-Oct;45(5):549-58

Capítulo 11

Estudios Clínicos De Omega - 3 en Varias Condiciones

Algunas condiciones que sebenefician con el Consumo Omega 3..
Ayuda en el Alzheimer y la Pérdida de Memoria..

Los estudios indican que los ácidos grasos DHA y EPA, también juega un papel fundamental en la prevención del alzhéimer y otras condiciones neurológica o mentales. Es el ácido graso poli no saturado con mayor presencia en el cerebro y es básico para su desarrollo así como para el sistema nervioso central. Las personas que padecen alzhéimer y otras condiciones neurológica tienen niveles muy bajos de DHA en las neuronas del área del hipocampo, una área central del cerebro relacionada con la memoria. Y también es beneficioso para los enfermos de Parkinson.

Los investigadores de la Universidad de Irvine, California, en los Estado Unidos, encontraron que el alto consumo de ácidos grasos omega 6 (aceites vegetales o de granos) promueve la formación de las lesiones provocadas por las proteínas Beta Amiloide y Tau. Y también las dietas con alto contenido de grasas trans y grasas saturadas de animales que son alimentados con granos, afectan negativamente a las funciones cognitivas.

Los niveles de DHA y EPA son más bajos en sangre y en el cerebro de los pacientes con alzhéimer lo que podría ser el resultado de una baja ingesta de EPA y DHA o por oxidación de los ácidos grasos poli no saturados. En conjunto estos resultados sugieren que la dieta con DHA y EPA podría servir de protección contra la producción, acumulación y potencial de toxicidad de la proteína Beta-amiloide.

Hay un sin número de Nutriciónista y hay muchos más médicos- que no quieren entender la importancia de los ácidos grasos omega 3 en la salud, y en particular la del cerebro. Hay beneficio terapéutico del *DHA* y EPA en condiciones neurológica como el alzhéimer o la demencia, especialmente en las primeras etapas de su desarrollo, una área en el que la mayoría de los médicos siguen buscando y no logran dar con el alivio ideal.

El DHA, que ya sabe se le conoce como ácido docosahexaenoico, un ácido graso que los seres humanos lo obtienen a través del consumo del pescado. Es un omega 3 de cadena larga, es el ácido graso poli – no saturado con mayor presencia en el tejido nervioso. Por eso es esencial para el sistema cardiovascular, para los ojos, para el sistema nervioso y para las patologías de tipo inflamatorio

Uno de los ácidos grasos Omega-3 combate el daño cerebral relacionado con la enfermedad de Alzheimer

En la revista "Journal of Clinical Investigation", se publican los resultados de un estudio realizado por científicos de la Universidad estatal del estado de Louisiana (USA), quienes demuestran cómo los ácidos grasos omega -3 que se encuentran en los aceites de pescado protegen al cerebro humano de las alteraciones relacionadas con la enfermedad de Alzheimer.

El estudio demuestra que el ácido docosahexaenoico (DHA), un ácido graso del tipo omega-3 que se encuentra en peces de agua fría, tales como la macarela, sardinas y salmón, reduce los niveles de una proteína que causa placas dañinas en el cerebro de los pacientes con la enfermedad de Alzheimer.

Además los investigadores descubrieron que un derivado del ácido docosahexaenoico (DHA), que denominaron "neuroprotectin D1" (NPD1), es sintetizado en el cerebro humano. Esta sustancia natural también juega un importante papel en la protección cerebral.

"Obviamente, la dieta es un importante factor" dijo el Dr. Nicolas G. Bazan, director del Centro de excelencia en Neurociencias de la mencionada universidad, y agregó que el DHA es un bloque de construcción esencial para la estructura de las células cerebrales, y ahora encontramos que este bloque de construcción también produce un bloque dorado (NPD1) que contribuye a mantener las neuronas con vida".

El Dr. Greg M. Cole, director asociado del Centro de Investigaciones sobre enfermedad de Alzheimer, de la Universidad de California, comentó que el estudio "ofrece evidencias sólidas sobre el importante papel de la NPD1 en la protección cerebral" y agregó: "este estudio también muestra que, tanto la DHA como su producto NPD1, son efectivos en el tratamiento de las neuronas humanas ya que reducen la inflamación y la toxicidad del beta-amiloide, considerado como causante del Alzheimer."

Embarazos...

En la mujer embarazada, el último trimestre de la gestación- los ácidos grasos son los principales componentes de los lípidos cerebrales de la nueva criatura, tienen importantes funciones y en el caso específico del desarrollo cerebral es precisamente el DHA el que juega el papel más importante por ser muy específico en la estructura y funcionalidad del tejido nervioso de la criatura. Esta es la importancia de la suplementación con DHA de las madres embarazadas.

Estudios que indican que problemas motores o cognitivos en los niños recién nacidos también como en los primeros años de la etapa de crecimiento, tienen niveles insuficiente DHA durante el desarrollo fetal.

Estos problemas pueden aumentar en embarazos siguientes ya que la placenta utiliza mecanismo para sacar el DHA de la madre lo que indica que de no renovar y mantener todo los días con niveles de DHA en los embarazos posteriores las nuevas criaturas será mas pequeñas y sus problemas posteriores serán mucho mayores.

El Omega-3 reduce el riesgo de depresión postparto

El consumo durante el embarazo de ácidos grasos omega-3, que se encuentran en pescados como el salmón, reduce el riesgo de padecer depresión postparto, según un estudio de científicos estadounidenses publicado recientemente.

La doctora Michelle Price Judge, de la escuela de enfermería de la Universidad de Connecticut, había demostrado anticipadamente que el consumo durante el embarazo de DHA, un ácido graso poli no saturado omega-3, ayuda al desarrollo del bebé y quiso saber el efecto que podría tener en la depresión postparto, con un estudio.

Para el nuevo estudio realizado a pequeña escala, analizó los hábitos alimenticios de 52 mujeres embarazadas a las que dividió en dos grupos. Unas tomaron un placebo y a las otras se les administró 300 miligramos de DHA, 5 días a la semana entre las semanas 24 a la 40 del embarazo.

Los investigadores dieron seguimiento a las madres y midieron su situación emocional a través de una escala de depresión posparto realizada por la doctora Cheryl Beck, de la Universidad de Connecticut y coautora del estudio.

Según otros estudios mencionados por los autores, aproximadamente el 25 % de las madres padece este tipo de depresión, que afecta a las relaciones familiares y tiene consecuencias en el desarrollo afectivo del niño.

La escala de depresión posparto distingue los síntomas específicos de la depresión que van desde falta de sueño, pérdida del apetito, ansiedad, pasividad emocional, confusión, pérdida, culpabilidad y pensamientos de suicidio.

El análisis de los datos indica que las madres que formaron parte del grupo que consumió omega-3 fueron menos propensas a manifestar síntomas relacionados con la ansiedad y la pérdida de sí misma.

Los investigadores recomiendan comer pescados ricos en este tipo de ácidos grasos omega -3 entre 2 y 3 días a la semana.

En este estudio se encontró que todo el cerebro recobra sus niveles de DHA luego de 12 semanas de un consumo de DHA, Los cerebros que envejecen necesitan más ácidos grasos omega 3 y las disminuciones de DHA en el cerebro se asocian a un deterioro cognitivo durante el envejecimiento y al inicio de las enfermedades neurológicas.

El Parkinson

Investigadores de la Universidad Laval en el Canada, **Frederic Calon** y **Francesca Cicchetti** encontraron que dieta rica en ácidos grasos omega 3 previene el párkinson, enfermedad que se achaca a la muerte progresiva de las neuronas encargadas de producir dopamina.

La investigación de esa universidad concluyo que con ayuda de los omega 3 ayuda a prevenir la enfermedad y, potencialmente, frenar su progresión.

Depresión..

Estudios realizados en Gran Bretaña, por el Dr. Basant Buri, psiquiatra, dice "Que los estudios realizados con omega -3 de pescado de alta calidad. Puede mejorar los síntomas de la depresión al cabo de tres a cuatro semana y luego el paciente puede protegerse frente a cualquier nuevo episodio con solo tomar un suplemento diario."

Cuando mayor sea la ingesta de omega 3 más grande es el volumen de materia gris en la corteza, área del cerebro que controla la emociones, el humor y la depresión. Estudios muestran como en la sangre, membranas celulares y cerebro de los pacientes deprimidos los niveles de omega 3 están bien reducidos

Los omega 3 frenan el envejecimiento celular..

Niveles altos en sangre se relacionan con un acortamiento lento de los telómeros. Los ácidos grasos omega 3 han demostrado su capacidad para **alargar la vida de los enfermos coronarios.** Estudio publicado en '**JAMA**' indica que la presencia de altos niveles en sangre de estas moléculas protege a los telómeros, unas estructuras situadas en los cromosomas relacionadas con el envejecimiento celular.

La Asociación Médica de Estados Unidos recomienda **aumentar la ingesta de ácidos grasos omega 3** como herramienta para prevenir la aparición de enfermedades cardiovasculares tras comprobar su capacidad para aumentar la esperanza de vida de los pacientes que las sufren.

En pacientes con enfermedad cardíaca, los ácidos grasos omega 3 pueden proteger contra la morbilidad y mortalidad al reducir el envejecimiento biológico, de acuerdo a un estudio publicado en el *Journal of the American Medical Association.*

Los pacientes que tuvieron los niveles sanguíneos más altos de omega 3 también tuvieron telómeros que se acortaron a una tasa más lenta que los pacientes con ingesta baja de omega 3. Por otro lado, los pacientes con niveles sanguíneos bajos de omega 3 tuvieron tasas de acortación de telómeros más rápidas en un período de 5 años. Los telómeros son estructuras protectoras al final de los cromosomas que revelan como el estrés biológico envejece a una persona.

Los investigadores creen que los ácidos grasos omega 3 pueden proteger contra el estrés oxidativo, o incrementar la acción de la enzima telomerasa, la cual disminuye el acortamiento de los telómeros al crear copias más exactas.

Los omega 3 ayudarían a reducir el riesgo de cáncer del colon

Las personas que consumen una gran cantidad de aceite de pescado y otros ácidos grasos omega 3 reducirían el riesgo de desarrollar cáncer de colon.

Estudios en animales y un par de ensayos clínicos sugieren que los suplementos de aceite de pescado disminuirían la inflamación y tendrían propiedades anti cancerígenas, indican los investigadores Sangmi Kim, de National Institute of Environmental Health Sciences, en Research Triangle Park, Carolina del Norte.

El equipo, examinó la relación entre el consumo de ácidos grasos poli no saturados y el riesgo de cáncer de colon en 1,503 personas (incluidas 716 personas con cáncer de colon y 787 personas sanas).

Según el consumo de omega 3, los evaluados sin la enfermedad llegaron a obtener la mitad de riesgo de contraerla.

Al analizar por separado a los dos principales ácidos grasos presentes en el aceite de pescado (eicosapentaenoico y docosahexaenoico), el equipo determinó que el peligro bajaba a medida que aumentaba el consumo de omega 3.

Omega 6 más riesgo..

El equipo halló igualmente que las personas que ingerían más ácidos omega 6 que omega 3 fueron más propensas a tener cáncer de colon o impulsar la afección. Por su parte, omega 6 incluye los aceites de soja y de girasol y otros aceite vegetales y granos.

Reduce el riesgo de sufrir un infarto cerebral..

Un reciente estudio publicado en la revista 'Neurology', demuestra que el consumo del aceite de pescado omega 3 puede prevenir cambios cerebrales que pueden pasar desapercibidos. El infarto cerebral 'silencioso' es rápido en obstruir las arterias, provocando la falta de oxígeno. Los adultos de mayor edad son la población más propensa a sufrir este tipo de ataques, asociados a problemas de demencia.

El estudio evaluó a 3.360 pacientes menores de 65 años que se habían sometido a una resonancia magnética entre 1992 y 1994. Los datos derivados de la prueba fueron comparados con nueva data realizadas cinco años después, a las que accedieron un total de 2.313 personas.

Los científicos de Finlandia encontraron que aquellos que consumían pescado al menos tres veces por semana tenían menos daños cerebrales asociados con cuadros de infarto cerebral o hemorragias encefálicas, en comparación con los que sólo lo ingerían una vez al mes.

Los ácidos grasos Omega 3, especialmente los EPA, son responsables de que la fluidez de la sangre sea mayor y de que su viscosidad no sea alta, ya que un empeoramiento en la circulación sanguínea podría aumentar las posibilidades de padecer un trombo.

Aceite de pescado en el control de eventos psíquico..

Un estudio, realizado por científicos austriacos, demuestra la capacidad de las cápsulas de aceite de pescado, con alto contenido de ácidos grasos poli no saturados omega-3 para reducir el riesgo de desarrollar esquizofrenia u otros problemas psíquicos en los jóvenes con alto riesgo de padecerla.

En la investigación, a cargo de Paul Amminger, de la Universidad de Viena, han participado 81 jóvenes de 13 a 25 años con altas probabilidades de sufrir esquizofrenia, bien por haber padecido de problemas psíquicos transitorio, tener síntomas psicóticos leves o antecedentes familiares de la enfermedad junto con un empeoramiento en su funcionalidad. Los jóvenes fueron divididos en dos grupos de 40 y 41 respectivamente. Los primeros consumieron, durante 12 semanas, cápsulas de 1,2 gramos de aceite de pescado y el segundo grupo ingirió un placebo.

Al término del estudio, sólo dos de los chicos que consumieron los suplementos dietéticos pasaron de sufrir problemas psíquicos transitorio a desarrollar la enfermedad en comparación con 11 de los 40 que tomaron un placebo.

"El hallazgo de que el tratamiento con una sustancia natural puede prevenir o retrasar el desarrollo de trastornos psicóticos es esperanzador además de constituir una alternativa terapéutica a los antipsicóticos durante la aparición de síntomas pre psicóticos", subrayan los mismos."

Muerte Súbita (Sudden Cardiac Death (SCD))...

La incidencia de Muerte Súbita en el Medio Oriente es más baja que en los países Occidentales, los orientales consume en su dieta diaria niveles altos de omega -3 que los países Occidentales. El omega 3 que se encuentra en los peces de aguas frías está fuertemente asociado a reducir los riesgo de muerte súbita en hombres que no tenían evidencia de enfermedad cardiovascular.

En este estudio, los hombres con altos niveles de omega 3 tuvieron un 81 % menos de riesgo que aquellos con nivel más bajo de omega-3. Descubrimiento adicionales fueron publicados en la revista Circulation y JAMA. Un nuevo estudio de la Universidad de Harvard en conjunto con el Centro de Control de Enfermedades encontró que la deficiencia de omega-3 provoca 96.000 muertes cada año, por lo que es la 8 ª causa principal de muerte.

Andrew Shao, PhD, vicepresidente de asuntos científicos y regulatorios del Council for Responsible Nutrition (CRN), dijo lo siguiente:

"Creo que este análisis refuerza la idea arraigada de que la dieta tiene un impacto tremendamente poderosa en la salud y la longevidad, y que el consumo de aceite de pescado omega 3 (junto con las frutas y verduras) de los estadounidenses está lejos de ser suficiente."

La deficiencia de omega-3 se encuentra entre los principales causas de muerte como ...

1. Consumo de tabaco (436.000 a 500.000 muertes)
2. Presión Arterial Alta/Hipertensión (372.000 a 414.000 muerte)
3. La obesidad (188.000 a 237.000 muertes)
4. La falta de inactividad física (164.000 a 222.000 la muerte)
5. Azúcar en la sangre alto (163.000 a 217.000 muertes)
6. El colesterol elevado, LDL (94.000 a 124.000 muertes)
7. Alto consumo de sal (97.000 a 107.000 muertes)
8. La deficiencia de omega-3 (provoca 96.000 muertes)

Grasas Omega-3 mejoran a niños con autismo

Estudios demuestran que el omega 3 mejoran a los niños con autismo pero no a los adultos.

En la revista Clinical Biochemistry, de la Sociedad Canadiense de Química Clínica, se publican los resultados de un estudio realizado por científicos del Centro Nacional de Investigación en niños con necesidades especiales de El Cairo, Egipto, cuyos resultados demuestran que 2 de cada 3 niños con autismo mejoran al utilizar Ácidos Grasos Poli-insaturados del tipo Omega-3.

El omega-3 son ácidos grasos esenciales (es decir, que el organismo humano no los puede sintetizar), que se encuentran en alta proporción en ciertos peces, y en algunas fuentes vegetales como las semillas de linaza y las nueces, aunque muchas personas prefieren ingerirlo en forma de cápsulas o liquido. Estos ácidos grasos son los Ácidos Eicosapentaenoico y Docosahexaenoico (EPA y DHA, respectivamente, por sus siglas en inglés).

El estudio clínico controlado incluyó a 30 niños con autismo y 30 niños sanos, de edades comprendidas entre los 3 y 11 años, a quienes se midieron los niveles sanguíneos de ácidos grasos poli-insaturados en sangre antes y después del tratamiento con cápsulas de omega-3. Además, se evaluó el comportamiento utilizando la escala CARS (Childhood Autism Rating Scale).

Antes de comenzar el tratamiento, los niveles de ácidos grasos poli-insaturados fueron significativamente menores en los niños con autismo, comparados con los niños sanos, pero luego del tratamiento, los niveles de estas grasas se incrementaron.

Aceite de Pescado Y Los Niños.

La nutrición para niños alta en omega 3 no deja de tener importancia desde el momento de la concepción, embarazo, infancia y el resto de su vida. Quizás Ud. desea mejorar o prevenir el Déficit de Atención, ADD/ADHD, mal humor, concentración pobre, mala visión, y otros desórdenes, aquí hay algunas respuestas, a continuación.

La salud mental de nuestros niños ha estado deteriorándose durante las décadas pasadas a un ritmo acelerado. Los desórdenes mentales que raramente se veían ahora son denominadores comunes en la juventud de hoy.

Aquí está la estadística de salud mental aplicable a los niños actualmente:

- Según el Dr. Fred Baughman, neurólogo, 500.000 niños, en USA tenían el Desorden de Déficit de Atención e Hiperactividad, ADHD, diagnosticado en 1985. Entre 5 y 7 millones lo tienen hoy.

- Los padres del 7 por ciento de niños entre 6-11 años de edad supieron por un doctor o un profesional de la salud, que su niño tenía ADHD. Los síntomas prominentes de este desorden son poca atención, inhabilidad de terminar tareas, hiperactividad, y una tendencia a interrumpir a los otros.
- Cerca de la mitad de niños diagnosticados con ADHD también se ha identificado que tienen dificultad para aprender.
- Aproximadamente el 50% de los niños con ADD/ADHD se puede considerar de bajos resultados en la escuela.
- El 80% a el 90% de niños con ADD/ADHD recibe Ritalina u otros estimulantes en una determinada etapa de su niñez.

El suicidio es la tercera causa de muerte entre 15 - 24 años. El suicidio para esta categoría de edad se ha casi triplicado desde 1960, haciéndose la tercera causa de muerte en adolescentes y la segunda causa de muerte entre la juventud de edad universitaria.

Aceite de Pescado Y Los Niños - Por Qué Esto Está Sucediendo?

La salud mental de los niños y el omega 3 pueden servir de explicación del por qué todos estos desórdenes mentales están aumentando a un ritmo acelerado. El cerebro está compuesto de grasa en cerca del 60%, en peso. DHA (uno de los dos ácidos grasos esenciales que forman el aceite de pescado Omega 3,) es la grasa más abundante del cerebro.

Mucha de la grasa encontrada en cerebro está en las membranas de las neuronas y en la mielina, envoltura protectora que las cubre. Los tipos y las proporciones de grasas en las membranas de la célula determinan qué tan efectivamente se comunican las células del cerebro.

Si un adulto tiene deficiencia de grasas apropiadas su cerebro no funciona óptimamente. Si un niño tiene deficiencia, su cerebro no se desarrolla ni funciona adecuadamente.

Imagínese a niño que aprende matemáticas. Aprender hace que su cerebro forme nuevas conexiones de sus neuronas. Para esto se necesita mucho DHA. Si este muchacho, como la mayoría de los niños en Estados Unidos, que no come suficiente aceite de pescado, las nuevas conexiones las forma el cerebro con las grasas que encuentra, Grasas Trans y grasas Omega 6, aunque no tengan la forma adecuada se forman conexiones defectuosas.

Los niveles bajos de DHA se han asociado a depresión, a pérdida de la memoria, a la demencia, y a problemas visuales.

DHA es particularmente importante para los fetos y los infantes; el contenido de DHA del cerebro del infante se triplica durante los primeros tres meses de la vida. Los niveles óptimos de DHA son por lo tanto cruciales para las madres embarazadas y en lactancia.

Desafortunadamente, el contenido medio de DHA de la leche materna en los Estados Unidos es el más bajo del mundo, muy probablemente porque los americanos comen comparativamente poco pescado. Una muy mala nutrición para niños.

Los niveles bajos de DHA se han ligado a los niveles bajos de la serotonina del cerebro, que están conectados con tendencia a la depresión, al suicidio, y a la violencia.

Aceite de Pescado Y Los Niños - Cuál es el resultado final de tener una nutrición para niños con bajo nivel de Aceite omega 3

Aquí está una corta lista de los cambios más prominentes en la salud mental de los muchachos con bajo Omega 3..

- Dislexia.
- Asma.
- Desorden de déficit de atención, ADD.
- Desorden de Déficit de atención y de hiperactividad, ADHD.
- Dificultades de aprendizaje.
- Problemas de comportamiento.
- Concentración pobre.
- Oscilaciones del humor.
- Mal genio.
- Dificultades para dormir.
- Desorden bipolar.
- Mala visión.

Aceite de Pescado Y Los Niños - Las Buenas Noticias...

Si se cambia la nutrición para niños con niveles bajos de Omega 3. Cuidado especial se debe tomar disminuyendo las cantidades de Omega 6, o sea granos en todas las formas, eliminando la mayoría de los alimentos chatarra, y aumentando los suplementos de omega 3, las frutas, las verduras, carne sana con Omega 3, los huevos con Omega 3 (alimentados con pasto verde en lugar de alimentos a base de granos), etc.

Una vez que tengamos un alto consumo de aceite de pescado podremos ver algunos de los cambios siguientes en conducta:

o Mejor humor.
o Mejor memoria a corto plazo.
o Menos ansiedad.
o Mejor dormir.
o Menos dislexia.
o Mejor coordinación.
o Mejor comportamiento.
o Mejor lectura.
o Mejor ortografía.
o Menos asma.
o Mejor inteligencia.
o Mejor visión.
o Menos problemas de los pulmones.
o Menos agresión.

La calidad de la respuesta dependerá si se ha logrado una buena relación de Omega 6/3, cercana de 4/1 a 1/1.

Aceite de Pescado Y Los Niños - Suplementos de Aceite de Pescado Con Omega 3...

Es importante después de leer todo lo anterior, desde el comienzo del embarazado y durante la lactancia, que las madres piensen en tomar suplementos de aceite de pescado debido a las necesidades más altas de Omega 3 de su niño.

El aceite de pescado realmente es "alimento para el cerebro," y las mujeres embarazadas pueden proporcionar sus beneficios a su descendencia con gran confianza. Por otra parte, un océano verdadero de investigación confirma que el aceite de pescado ofrece ventajas profundas para la salud y el bienestar mental a través de la infancia, de la adolescencia, y de la edad adulta completa

Alta Viscosidad de la Sangre...

El Omega 3, ayudan a disminuir la densidad de la sangre cuando ésta pone en peligro la salud (la alta viscosidad puede provocar la formación de trombos y coágulos). Uno de los efectos colaterales del omega 3 es un cambio en la viscosidad en la sangre y aumenta la deformabilidad eritrocitaria, es un cambio en la forma de la célula de la sangre que es más flexible, la célula de la sangre puede entra mucho mejor en arterias muy pequeñas sin producir tapones o bloqueos.

Pero este ha sido mal entendido por muchos al creer que puede provocar hemorragias en algunas personas. Los últimos estudios al respecto han mostrado que no es cierto que el aceite de pescado cause hemorragias, lo que ocurre es que si usted sufre de problemas por tener una sangre muy "espesa" o con alta viscosidad, el omega 3 se la normaliza, mejorando la situación, pero si su sangre es normal no tiene peligro de hemorragias.

Omega-3 podría reducir el riesgo de la enfermedad de las Arterias..

Los ataques del corazón de pacientes con "stents"

Los ácidos grasos Omega-3, en combinación con dos medicamentos anticoagulantes, cambian de manera significativa el proceso de coagulación de la sangre y puede reducir el riesgo de ataques cardíacos en pacientes con "stents" en las arterias del corazón, según una investigación publicada en **"Arteriosclerosis, Trombosis y Biología Vascular":Revista de la Asociación Americana del Corazón.**

Los alimentos ricos en ácidos grasos omega-3, como el salmón y otros pescados aceitosos, se han mostrado previamente en otros estudios para reducir el riesgo de problemas cardíacos en personas con enfermedad arterial coronaria. En este estudio, los participantes se les dio la forma de pastillas de omega-3 (1.000 mg de PUFA n-3 al día) y se les animó a incrementar su consumo de pescado azul. El estudio buscó determinar cuáles son los efectos de omega-3 al sumarse a los de la aspirina y clopidogrel (Plavix).

No hay otros estudios sobre los efectos de omega-3 en pacientes que ya estaban siendo tratados con la terapia médica óptima después de la colocación del "stent," dijo Grzegorz Gajos, MD, PhD, autor principal y profesor asistente de cardiología de la Universidad Jagellónica de Cracovia, Polonia.

"Omega-3 may cut risk of artery disease, heart attacks for patients with stents
May 26, 2011AHA

Omega-3 may cut risk of artery disease, heart attacks for patients with stents
American Heart Association Rapid Access Journal Report

El estudio Omega-PCI- es un estudio doble ciego, controlado con placebo, encontró que los pacientes que recibieron las pastillas de omega-3 con aspirina y clopidogrel (Plavix) tenian coágulos de sangre más susceptibles a la destrucción que los pacientes que recibieron sólo los dos anticoagulantes.

Gajos y sus colegas examinaron los resultados de 54 pacientes (41 hombres, 13 mujeres, edad promedio 62,8 años) que participaron en el ensayo realizado en el Hospital Juan Pablo II en Cracovia.

Este estudio evaluó los efectos de los ácidos grasos omega-3 en pacientes con enfermedad coronaria estable que tenían sus arterias cardíacas obstruidas y abiertas por un procedimiento de catéter y un stent insertado con éxito para ayudar a mantener abiertos los vasos. Anteriormente, los investigadores habían informado que la adición de ácidos grasos omega-3 a los fármaco antiplaquetario clopidogrel (Plavix) redujo significativamente después de la colocación del "stent" a la respuesta de las plaquetas en la coagulación.

Para este estudio, los investigadores seleccionaron al azar 24 pacientes y 30 controles, Ambos grupos recibieron las mismas dosis diarias de aspirina y clopidogrel durante cuatro semanas después de la colocación de stents. El grupo de tratamiento recibieron 1.000 mg de ácidos grasos omega-3 al día y los controles recibieron un placebo todos los días.

El estudio mostró que, en comparación con el grupo control, los pacientes tratados omega-3:

- Producian menos el factor de coagulación llamado trombina.
- Formaban coágulos con una estructura alterada y poros más grandes, que les hizo más fácil de romper. Por lo tanto el tiempo de coagulación de la destrucción fue del 14,3 por ciento más corto. Esto podría resultar importante en la protección de los pacientes, especialmente aquellos con" stents" que con solo fármacos a veces la formación de coágulos son potencialmente fatales.
- Tuvieron menos estrés oxidativo.
- No mostraron cambios significativos en los niveles de fibrinógeno y el factor de la coagulación (II, XIII).

"Nuestro estudio sugiere que la combinación de acciones moderadas anti-trombóticos y anti-plaquetas de ácidos grasos omega-3, cuando se añaden a los de otros tratamientos, pueden mejorar los resultados para pacientes con enfermedad arterial coronaria", explicó Gajos. "Estamos planeando un mayor estudio de seguimiento que incluirá los resultados y continuar indefinidamente."

Para obtener más información visite:

www.americanheart.org.

- http://newsroom.heart.org/pr/aha/1346.

Riesgo de ADHD ligado al consumo de pescado durante el embarazo..

"Ahora un estudio indica que es bueno que las mujeres embarazadas consuman pescado ya que este alimento parece reducir el riesgo de que sus hijos sufran de TADH (transtorno por déficit de atención e hiperactividad) más adelante en sus vidas, pero todo depende del tipo de pescado. Y es que el estudio encontró que los pescados con altos niveles de **mercurio*** aumentan el riesgo de que los niños desarrollen síntomas de TADH como la hiperactividad, la impetuosidad y la falta de atención.

Para mas información sobre el beneficio de omega-3 en embarazo visitar:

> **http://articles.mamaslatinas.com/pregnancy/106699/
> riesgo_de_adhd_ligado_al**

---

*   **El mercurio no es problema con suplementos de Omega -3
Ultra Refinados Molecularmente que están libre de mercurio.**

Capítulo 12

Bibliografía

- Long Chain 03/Feb 2011
  Insider Ingredients naturalproductinsider.com
- **Referencia: Farzaneh-Far R, et al.** <u>Association of marine omega-3 fatty acid levels with telomeric aging in patients with coronary heart disease.</u> **JAMA. Enero 2010; 303(3): 250-257**
- Basic Clin Pharmacol Toxicol. 2007N Jun;100(6):387-91
- Hayflick L. "How and Why We Age. Ballantine Books;1996
  Natl, Cancer Inst. 1998 Nov 18;90(22):1437-40
- Khanapure SP, Garvey DS, janero DR, Letts LG, Ecosanoids in inflammation:biosynthesis, pharmacology and therapeutics frontiers. Curr Top Med Chem.2007;7(3):311-40
- Cheng Y, Austin SC, Rocca B, et al. Role of prostacyclin in the cardiovascular response to thromboxane A2
  Science 2002 Apr 19;296(5567):539-41
- Lavie CJ, Milani RV, Ventura HO.Omega-3 polyunsaturated fatty acids and cardiovascular diseases.JAmm Coll Cardiol.2009 Aug 11;54(7);585-94
- EPA and DHA need for Optimal Nervous System
  Function; Journal Behavioral Neuroscience;2009;123(6)
- Ann Pharmacother.2002;36:288-95
- Chong PH, Boskovich A, Stevkovic N.Bartt RE, Statin- associated peripheral neuropathy;review of lhe literature. Pharmacotherapy 2004;24:1194-203
- Das DK.Cardioprotection with high density lipoproteins:fact or fiction? Circ Res. 2003
  Feb 21;92(3):258-60

- Jakubowski H, Ambrosius WT, Pratt JH.Genetic determinants of homocysteine thiolactonase activity in human:implication for atheroslerosis. FEBS Lett.201 Feb 23;491(1-2):35-9
- Geleijnse JM, Giltay EJ, Grobbee DE, et al. Blood pressure response to fish oil supplementation:metaregression analysis of randomized trials. J.Hypertens.2002 Aug;20(8):1493-9
- Oke SL, Tracey KJ.The inflammatory reflex and the role of complementary and alternative medical therapies. Ann N.Y Acad Sci,2009 Aug:1172:172-80
- Facts On Fat: http://www.alienview.net/xzfat.html/A.Graham
- Healthy Ways Newsletter: Dr.Bruce Fife: http:www.coconutresearchcenter.com/hwnl_2-1.htm
- US refuse to admit vaccines harn anyone http://www.naturalnews.com/029641_v..,
- The Oiling of America: Mary Enig, PhD, and Sally Fallon Cholesterol and Coronary Heart Disease
- American Medical Association: Nov 1986
- Artery Clogging: Lancet 1994
- New York Time 2007
- Journal of American Medical Association (JAMA) November 2002
- Circulation: Junio 2006
- Nourished Magazine: 12/2008
- Organic Lifestyle Magazine:January/February 2011
- Public Law 99/660
- American Journal of Public Health:Dec 2009
- IFOS/http://ifosprogram.com
- http://www.gotmercury.
- "Effect of changes in fat, fish, and fibre intake on death and myocardial reinfarcation:Diet and Reinfarcation Trial (DART) Lancet, II(1989), pp.757-761
- "Fish comsumpion and the 30 years risk of myocardial infarcation" New English Journal Med. n.336(1997), pp. 1.046-1.053
- Paleolithic nutrition" NewEnglandJ.Med.n.312(1985), pp.283-289
- "Loss of delta-6 desatures activity as a key factor in aging" Med. Hypothesis, n.& (1981), pp.1.211-1.220
- "Trans fatty acid in margarine can increase MI risk" Circulation, n.89 (1994), pp.94-101

- "The role of fatty acids and eicosanoid synthesis inhibitors in breast carcinoma", Oncology, 52 (1995), pp.265-27
- "C-reactive protein adds to the predictive value of total and HDL cholesterol in determining risk of first myocardial infarction" Circulation, n 97 (1997), pp.2.007-2011
- Official transcript CDC's Dr. Marie McCormick denies miscarriages, Sept. 3, 2010 ACCV. See page 37.
- Influenza Vaccine Safety Monitoring (slide 20). CDC's Dr. Tom Shimabukuro confirms NCOW data, Oct. 28, 2010 ACIP
- Dr Gary Goldman Comparison of VAERS fetal-loss reports during three consecutive influenza seasons: Was there a synergistic fetal toxicity associated with the two-vaccine 2009/2010 season http://het.sagepub.com/content/early/2012/09/12/096032 7112455067.abstract?rss=1(abstract only)
- Kessler, D.A. The Working Group. Natanblut, S. Kennedy, D. Lazar, E. Rheinstein, P. et al. Introducing MedWatch: A New Approach to Reporting Medication and Device Adverse Effects and Product Problems. JAMA 1993 June 2. 269 (21): 2765-2768.
- http://articles.mamaslatinas.com/pregnancy/106699/ riesgo_de_adhd_ligado_al
- http://www.juventudybelleza.com/2010/08/el-experimento-de-susan-30-dias-con.html
- http://omega-6-omega-3-balance.omegaoptimize.com
- Journal of the American Medical Association (JAMA) Edition: January 3,1996; Statin and Cancer relationship
- www.thincs.org/index.htm "Colesterol es malo?"
- "Multiple Risk Factor Intervention Trial (MRFIT)" National Heart, Lung and Blood Institute (NHLBI) 1972 - 1998
- Dr. Barry Sears, Founder of Zone Labs http://www.drsears.com/AboutDrSears/tabid/400/Default.a spx
- Dr.Sam Epstein http://www.preventcancer.com
- "Flu-shot-spikes-fetal-death" http://vactruth.com
- **"Un Análisis Descubre la Falta de Eficacia de las Vacunas Antigripales, Estas Vacunas Fueron Suspendidas en Europa y Canadá"** http:// articles.mercola.com

- 11/27/2012-Shock study: Mammograms a medical hoax, over one million American women maimed by unnecessary 'treatment' for cancer they never had http://www.naturalnews.com
- **Bruce Fife, N.D., Pub**
  www.coconutresearchcenter.org
- Dr. Joseph Mercola | **20 de Abril 2011**
- Organic Lifestyle Magazine January/February 2011
- Huffington Post March 21, 2011
- Instituto de Prevención,
  www.preventioninstitute.org/component/jlibrary/article/id-293/127.html
- Estudio de Framingham
  (JAMA 1987:257:2176-2180).
- British Medical Journal 1965 1:1531-33" titulado "1965 Study on Fats"
- **J.Am Coll Cardiol -2007:50:409-18**